COURS DE PETITE CHIRURGIE

EN 24 LEÇONS,

Par le Docteur SCRIVE,

Chirurgien-Major de 1re classe, Professeur de Pathologie externe et de Médecine opératoire aux ex-Hôpitaux militaires d'instruction.

Dessins d'après nature par A. BARRE.

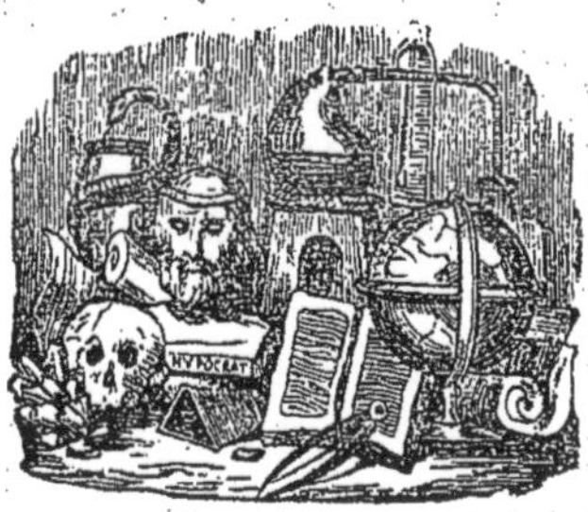

A PARIS,

Chez Victor MASSON, Place de l'Ecole de Médecine.

LILLE. IMP. DE LEFEBVRE-DUCROCQ.

1850.

COURS
DE PETITE
CHIRURGIE
EN 24 LEÇONS,

Par le Docteur SCRIVE,

Chirurgien-Major de 1re classe, Professeur de Pathologie externe et de Médecine opératoire aux ex-Hôpitaux militaires d'instruction.

Dessins d'après nature par A. BARRE.

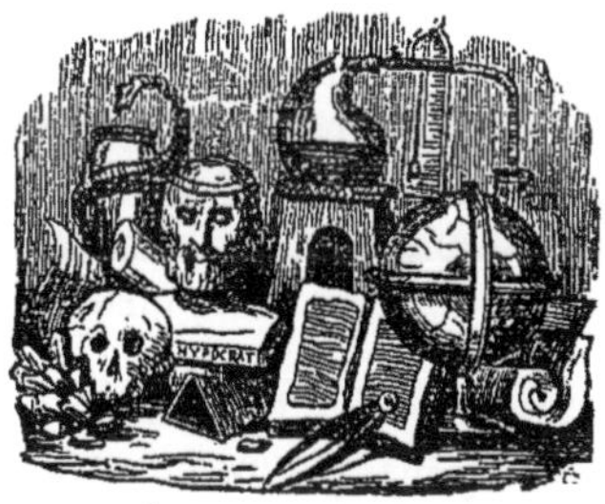

A PARIS,
Chez Victor Masson, Place de l'Ecole de Médecine.

LILLE. IMP. DE LEFEBVRE-DUCROCQ.
1850.

COURS

DE

PETITE CHIRURGIE.

PREMIÈRE LEÇON.

La thérapeutique appelle à son aide un grand nombre de moyens manuels, dont l'emploi, en raison de leur simplicité et de leur application fréquente, est confié aux élèves chirurgiens. Ces moyens sont les pansements et les opérations chirurgicales élémentaires ; leur ensemble constitue la petite chirurgie, ou, en d'autres termes, la chirurgie ministrante.

Bien que le soin des pansements et des opérations simples, soit le plus ordinairement abandonné aux jeunes chirurgiens, l'élève doit être convaincu que la petite chirurgie offre autant d'importance que toute autre partie de l'art de guérir : bien comprise et bien appliquée, elle conduit à de beaux résultats pratiques ; mal interprêtée et mal appliquée, elle produit des insuccès et des revers. C'est pour ne pas avoir tenu assez compte de l'influence des pansements, que des chirurgiens, justement célèbres par leur dextérité manuelle et leur génie opératoire, ont eu de grands malheurs à déplorer. Elle mérite donc, de la part de l'élève une sérieuse attention pour le motif précédent, et encore parce que la pratique des manœuvres journalières qu'elle comporte, fait acquérir l'habileté de la main, si nécessaire à l'exécution des grandes opérations chirurgicales.

La petite chirurgie se divise naturellement en *Pansements* et en *Opérations simples*.

PREMIÈRE PARTIE.

Pansements.

Les pansements sont des applications sur les différentes parties de notre corps de substances variées quant à leur forme et à leur nature, auxquelles on a donné le nom de *pièces d'appareil*.

Les principales pièces d'appareil qui entrent dans la composition des pansements sont : la Charpie, les Compresses, les Liens, les Bandelettes, les Bandes et les Bandages.

Ces objets sont réunis dans une boîte de bois à compartiments (fig. 1), que l'on appelle Appareil du chirurgien, et dans lequel ce dernier puise ce dont il a besoin pour chaque pansement.

Outre la charpie A, les compresses B, les bandes C, les bandages D, l'appareil renferme des petits pots E, contenant de la pommade épispastique, du cérat, du styrax, de l'onguent mercuriel, etc., et des fioles F, remplies d'alcool camphré, d'extrait de saturne, de vin aromatique, etc. Dans le tiroir G, on place une éponge fine, de l'emplâtre à vésicatoire, du sparadrap, des mèches de coton filé et de linge effilé, une petite seringue à injection, du fil et des aiguilles, une pelote garnie d'épingles. Une planchette H, couvercle de l'appareil, sert à la préparation de chaque pansement avant son application.

La réunion méthodique des diverses pièces nécessaires à un pansement s'appelle Appareil à pansement, tandis qu'on donne le nom d'Appareil instrumental, à la préparation des instruments que nécessite une opération.

Pour la préparation comme pour l'exécution des pansements, le chirurgien a besoin d'instruments variés (fig. 3), renfermés dans un étui de maroquin appelé Trousse du chirurgien (fig. 2).

Ces instruments sont le Rasoir A, la Lancette B, les Bistouris C, les Stylets aiguillés D, le Porte-mèche E, la Sonde à panaris F, la sonde cannelée G, les sondes d'homme et de femme H, les ciseaux droits et courbes sur le plat I, les pinces à pansements et à disséquer J et K, la spatule L, le porte-caustique M.

Le rasoir se tient de quatre manières différentes : ou bien à pleine main, l'axe du manche se confondant avec celui de la lame (fig. 4); ou comme un archet de violon (fig. 4 *bis*), l'axe du manche se confondant encore avec celui de la lame; ou bien le tranchant

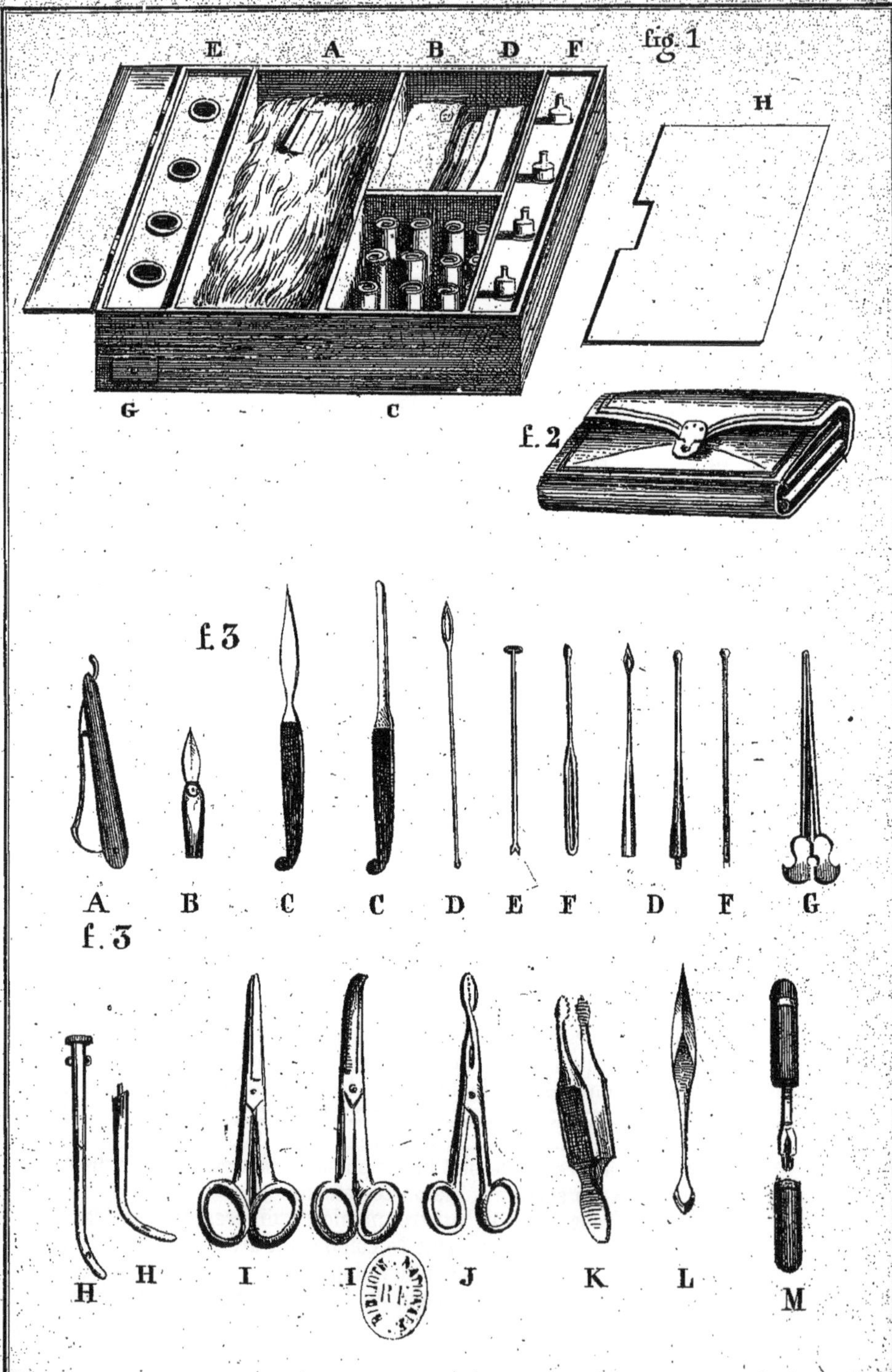

Lith. Leclercq, à Lille.

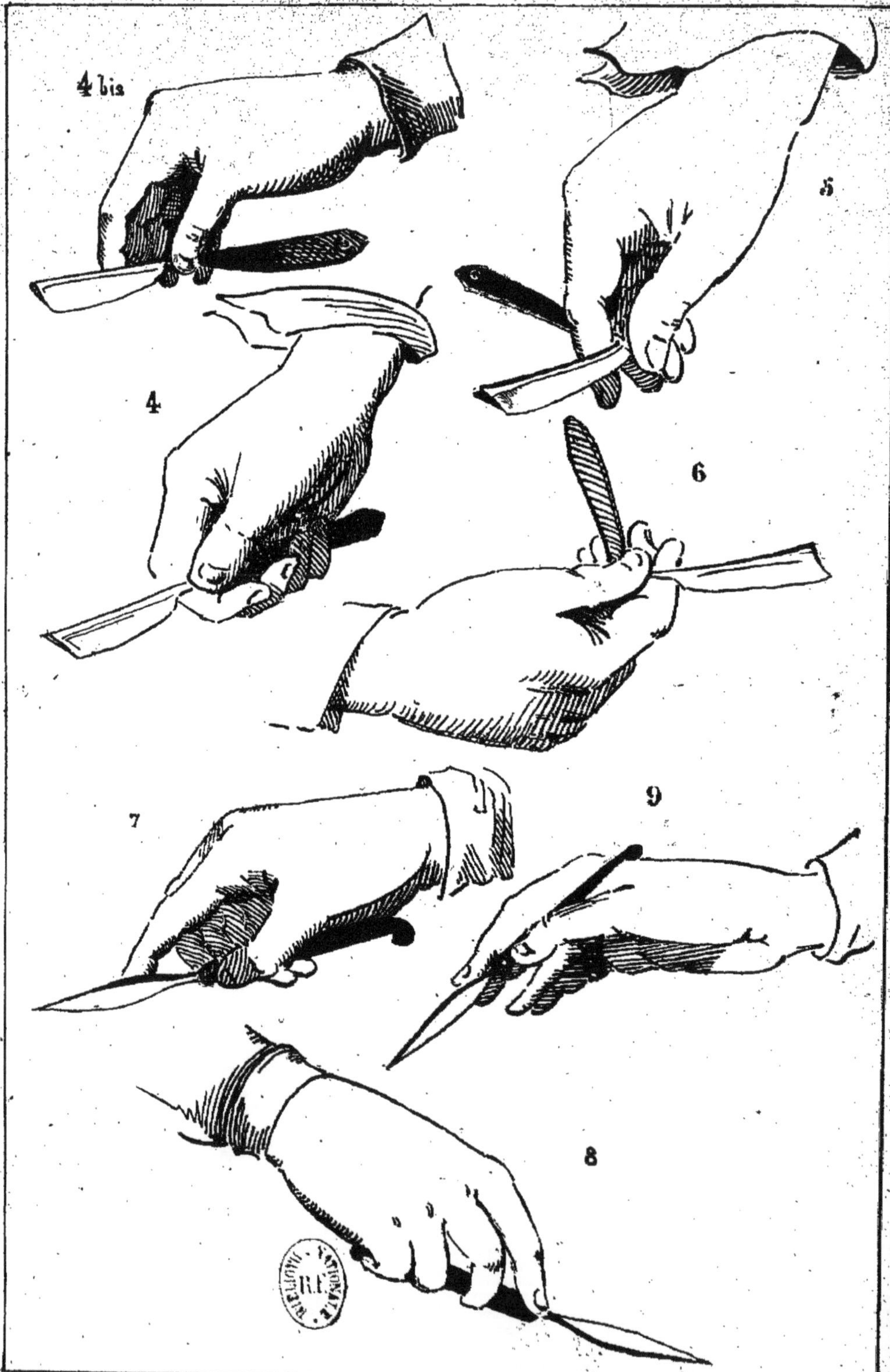
4 bis
5
4
6
7
9
8

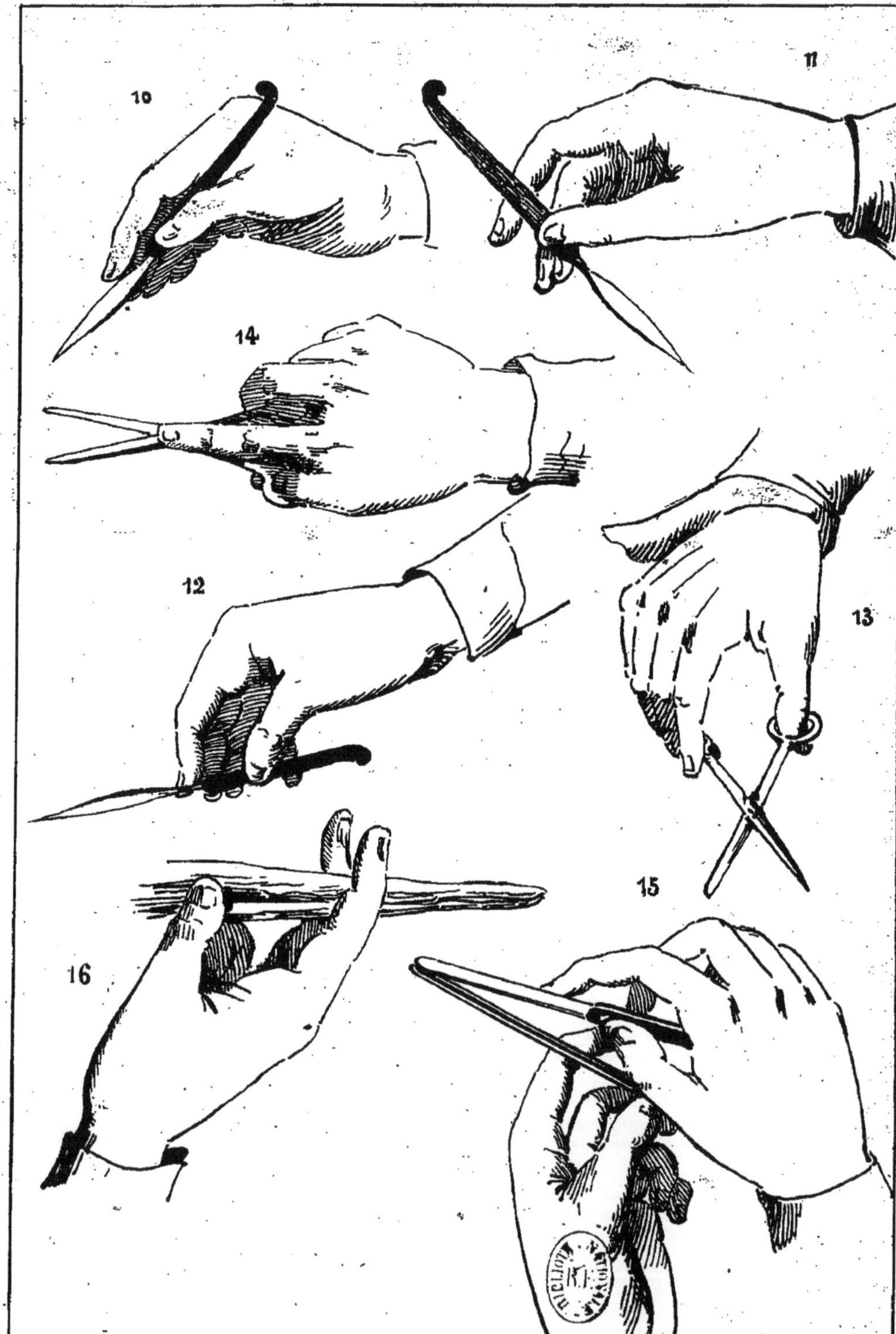
10
11
14
12
13
16
15

dirigé contre soi, la lame à angle droit sur le manche qui est engagé entre le doigt indicateur et le doigt médius, la pulpe du pouce sur le bord mousse qui continue le tranchant, les deux doigts suivants faisant opposition au pouce sur le dos de la lame et sur son talon (fig. 5); ou encore le tranchant dirigé devant soi, le manche à angle droit regardant la paume de la main, le pouce d'un côté et les trois doigts qui le suivent sur chacune des faces applaties du talon (fig. 6).

On a admis cinq manières principales de tenir le bistouri, auxquelles on a donné le nom de positions.

1.re POSITION (fig. 7). — Comme un couteau de table, le tranchant dirigé en bas : le pouce est appliqué sur un des côtés de l'articulation du manche avec la lame, le médius sur le côté opposé, l'index étendu sur le dos de la lame, les deux derniers doigts repliés sur le ventre du manche, et fixant l'extrémité de ce manche contre l'éminence hypothénar.

2.me POSITION (fig. 8). — Comme un couteau de table, le tranchant dirigé en haut : elle ne diffère de la précédente qu'en ce que l'instrument est retourné, et que l'indicateur est opposé au pouce avec le médius.

3.me POSITION (fig. 9). — Comme une plume à écrire, le tranchant en bas : le pouce et le médius sont opposés sur le pivot de l'articulation : l'index est étendu entre eux deux, l'extrémité du manche opposé à la lame est appliquée sur la racine de l'index.

4.me POSITION (fig. 10). — Comme une plume à écrire, le tranchant en haut : elle ne diffère de la précédente qu'en ce que l'instrument étant retourné, le tranchant est dirigé en haut.

Une variété de la 3.me position (fig. 11) est produite par la flexion du doigt médius qui a pour effet de détacher l'extrémité du manche de la racine de l'index et du pouce, et par ce mouvement de bascule de porter la pointe de l'instrument en arrière.

5.me POSITION (fig. 12). — Comme un archet de violon : le pouce sur une face du manche, à l'endroit de l'articulation; les pulpes des quatre doigts faisant opposition sur l'autre face.

Les ciseaux et les pinces à pansements se tiennent de la façon suivante (fig. 13) :

Le pouce est engagé dans l'un des anneaux, l'annulaire dans l'autre, l'index et le médius soutiennent la branche correspondant à l'anneau rempli par l'annulaire : la pulpe de l'index peut être aussi appuyée sur le lieu de l'entrecroisement des branches (fig. 14).

La sonde cannelée est fixée (fig. 15) par le pouce et le médius qui s'opposent sur chaque face de la plaque, pendant que le dos de la tige est appuyé sur l'index, à distance variable de la plaque, suivant le besoin.

Le porte-mèche se tient entre l'index et le médius, qui fixent la mèche sur la tige ; le pouce a sa pulpe appuyée sur le bouton (fig. 16).

Enfin, des objets accessoires sont souvent nécessaires aux pansements, ce sont : des alèzes (draps pliés en plusieurs doubles), destinées à garantir le malade du contact du pus, du sang et d'autres matières ; des vases de différentes dimensions, vides ou contenant de l'eau chaude et froide ; un panier propre à recevoir les pièces d'appareil qui, en raison de leurs souillures, ne peuvent plus être réappliquées ; un flacon contenant du chlorure de chaux liquide, pour neutraliser les miasmes émanant des fluides putrides ; des cerceaux pour protéger les parties lesées du poids des couvertures.

DEUXIÈME LEÇON.

De la Charpie.

La charpie est la réunion de filaments retirés de morceaux de linge usé et blanc de lessive (fig. 1).

On prépare la charpie de la manière suivante : On prend des morceaux carrés de toile de lin ou de chanvre, de trois à quatre travers de doigt, pour avoir de la *charpie de moyenne longueur ;* de même largeur, et d'une longueur double et plus, si l'on veut obtenir de la *charpie longue ;* de deux travers de doigt, en tous sens, pour la *charpie courte.* Ces carrés doivent être déchirés plutôt que coupés. On fixe la pièce à convertir en charpie avec la main gauche et l'on en tire la charpie brin à brin avec le pouce et l'index de la main droite. On doit réunir parallèlement les filaments de la charpie longue, à mesure qu'on les retire du linge ; pour la charpie courte et moyenne, on les jette pêle-mêle les uns sur les autres sans les tasser. La charpie faite, on la conserve dans des caisses bien closes et placées dans un appartement sec et bien aéré.

On se sert d'une autre espèce de charpie à laquelle on a donné le nom de charpie *rapée* (fig. 2), à cause de son mode de préparation. Pour l'obtenir, on racle avec la lame d'un couteau la surface d'un linge convenablement tendu, et le duvet qui résulte de cette action mécanique constitue la charpie rapée.

La charpie sert à de nombreux usages dans les pansements : 1.° c'est un moyen de remplissage qui rend la pression des autres pièces d'appareils plus uniforme et la facilite en lui fournissant des points d'appui ; 2.° elle sert à fermer ou à dilater des orifices, à maintenir séparées certaines parties, à appliquer des médicaments sur des surfaces malades ou dans des cavités ; 3.° elle protège les organes lésés de l'action des corps étrangers; 4.° enfin, elle est destinée à absorber les liquides qui se produisent à la suite des diverses lésions pathologiques.

La faculté absorbante de la charpie est toujours considérable, mais variable suivant certaines conditions. Il résulte d'expériences faites par M. Thivet que 1.° la charpie sèche faite avec du linge usé absorbe beaucoup plus que la charpie faite avec du linge neuf; 2.° la charpie mouillée et privée par la compression de la majeure partie de l'eau qu'elle contenait, absorbe plus rapidement que la charpie qui n'a pas été mouillée; 3.° il en est de même, si, après avoir été mouillée, la charpie a été imprégnée d'un corps gras dont l'excédant a été enlevé par l'expression; de sorte que la couche grasse, dont on couvre les plumasseaux, au lieu d'être un obstacle à l'absorption, active cette dernière dans une proportion notable; 4.° la quantité d'eau absorbée est pour la charpie de linge usé, d'environ quatorze fois son poids, de dix fois pour la charpie de linge neuf, et de trente fois pour la charpie rapée: Ces dernières expériences ont été faites avec des charpies légèrement mouillées.

On emploie la charpie en masse et sous forme de mèches, de plumasseaux, de gâteaux, de bourdonnets, de tentes, de tampons, de pelotes, de boulettes.

La *charpie en masse* (fig. 1), n'est utilisée que comme moyen de remplissage, c'est habituellement de la charpie grossière, quoique saine, qui sert à cet usage; on réserve la charpie fine pour les autres besoins.

La *mèche* (fig. 3.) est un faisceau plus ou moins volumineux de charpie longue et fine, dont les filamens sont parallèles, le plus souvent maintenus réunis par un fil ou un lien de charpie à leur milieu et pliés en ce point. La définition indique suffisamment la manière de la faire: Pour l'introduire, on place la partie coudée de la mèche sur l'extrémité bifurquée du porte-mèche et on fixe les extrémités libres sur la tige, entre l'index et le médius (fig. 16 de la 1re leçon), on recouvre la mèche, s'il y a lieu, d'un principe médicamenteux, on l'introduit dans la cavité destinée à le recevoir, puis on retire l'instrument conducteur pendant que les doigts retiennent la mèche elle-même et l'empêchent de suivre le mouvement rétrograde. On doit laisser à l'intérieur une portion de mèche suffisante pour en opérer l'extraction, qui n'offre, grâce à cette précaution, aucune difficulté.

Le *plumasseau* (fig. 4) est un assemblage de plusieurs couches superposées de charpie de moyenne longueur, dont les brins sont disposés parallèlement.

Pour faire un plumasseau, on prend une poignée de charpie dans la main droite, on présente cette charpie à la main gauche, dont le pouce et l'index saisissent les extrémités libres de quelques filaments.

On retire alors la main droite, et les filaments saisis entre le pouce et l'index s'alignent parallèlement sur les autres doigts de la main gauche. On continue la même manœuvre jusqu'à ce que le volume à donner au plumasseau soit atteint. On a ainsi obtenu un plumasseau à l'état d'ébauche. Alors commence le deuxième temps de l'opération : la poignée de charpie est abandonnée par la main droite et remplacée dans cette main par le plumasseau ébauché qui a été retourné, et dont, par conséquent, l'extrémité supérieure est devenue inférieure; les choses étant dans cet état, on répète la manœuvre du premier temps, jusqu'à épuisement de la charpie du plumasseau ébauché, et l'on obtient un alignement plus complet. Il ne reste plus, pour terminer le plumasseau, qu'à en renverser légèrement les bords, et un peu plus les extrémités dont les filaments sont rapprochés, sur la face qui est en contact avec la paume de la main, et que nous appellerons face inférieure, par opposition à l'autre face, à laquelle nous donnerons le nom de face supérieure, c'est ce qui constitue le troisième et dernier temps de l'opération, et qui permet de donner au plumasseau la forme ronde, ovale ou carrée, suivant le besoin. Les plumasseaux s'appliquent à sec, ou recouverts d'un corps gras, ou imbibés d'un liquide : pour enduire un plumasseau d'un corps gras, on place le plumasseau sur la planchette de l'appareil, on en fixe une extrémité avec le pouce, l'index ou le bout cubital de la main gauche, et avec la spatule dont est armée la main droite, on étend uniformément la substance grasse sur la face supérieure du plumasseau, en allant de l'extrémité fixée à l'extrémité libre; pour imbiber de liquide un plumasseau, on place ce dernier sur la planchette et l'on verse avec ménagement et par petite portion la solution médicamenteuse dont la charpie doit se saturer. Pour placer le plumasseau sur une surface malade, on le saisit par une de ses extrémités entre le pouce et l'index et on l'applique de bas en haut par sa face supérieure ; enfin pour l'enlever, on le saisit avec les pinces à pansemens par une de ses extrémités repliées et on le détache avec précaution de cette extrémité à l'autre.

Le gâteau de charpie (fig. 5.) n'est qu'un très grand plumasseau que l'on prépare sur la planchette à pansement en ayant soin d'imbriquer habilement, les filamens dans le même sens afin de donner de la solidité et de l'uniformité à la préparation. Pour appliquer un gâteau de charpie, on le place sur la paume de la main, on approche de la surface à couvrir le bord cubital et on renverse le gâteau sur la partie, par un mouvement rapide.

Le *bourdonnet* (fig. 6). n'est qu'un petit plumasseau roulé sur sa face inférieure, après le deuxième temps de sa préparation, ce qui lui donne la forme de l'olive ou de la datte: le plus ordinairement on étreint la partie moyenne d'un fil dont les chefs servent à le

PL. 4 2e L.

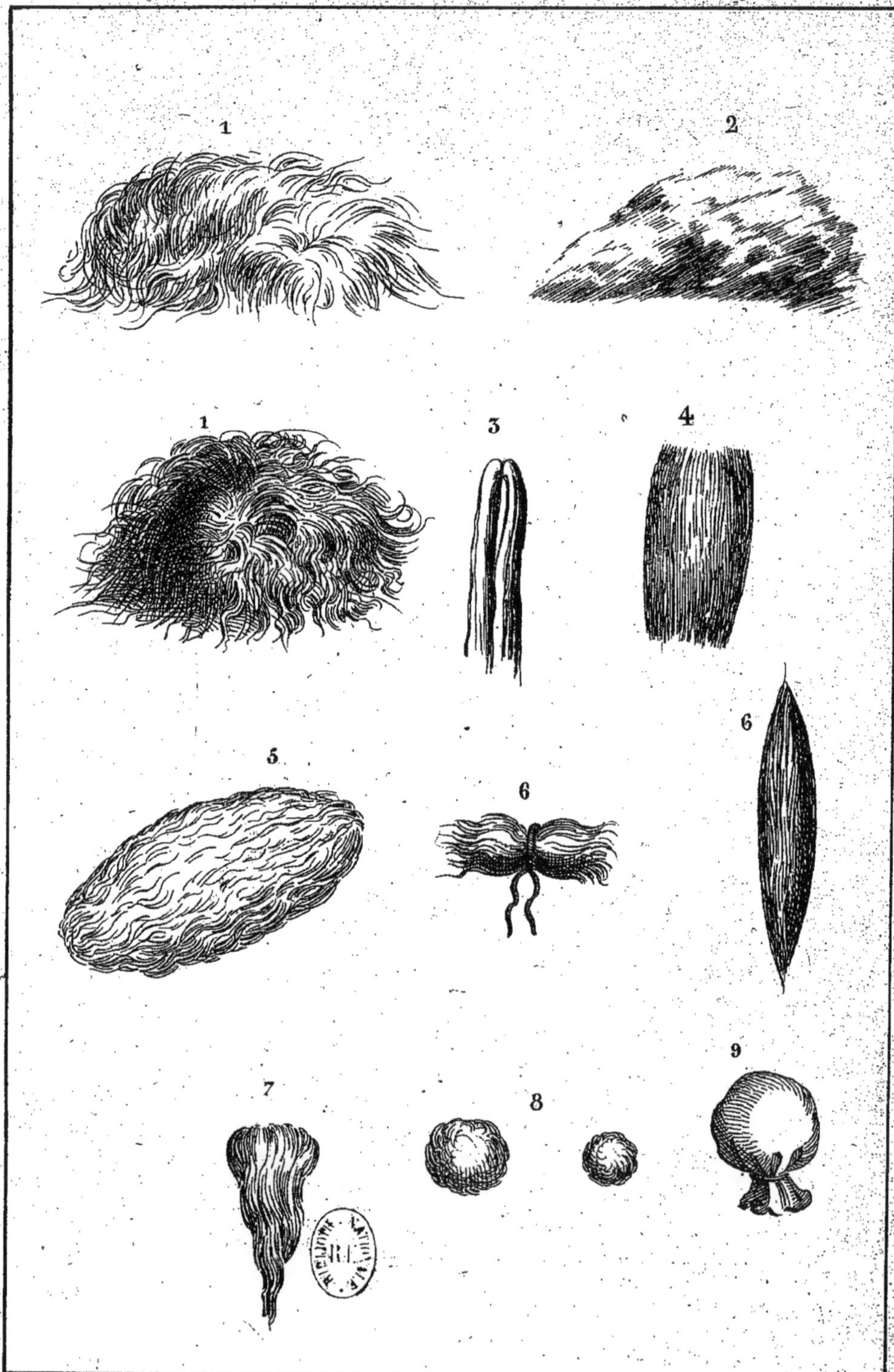

retirer de la cavité anfractueuse où on l'a engagé. On l'enduit s'il est nécessaire d'un corps gras dans la paume de la main, au moyen de la spatule et on l'introduit dans les parties lésées avec les doigts, le porte-mèche ou les pinces à pansement.

Le *tampon* (fig. 6.) est un bourdonnet volumineux à brins de charpie, serrés et liés à leur milieu au moyen d'un fil ciré dont les chefs sont conservés.

La *tente* (fig. 7.) dont les anciens chirurgiens faisaient un fréquent usage mais qui est abandonnée des modernes, est un faisceau de filamens de charpie, lié fortement au milieu et renversé par un bout, de façon à présenter un corps solide dont l'une des extrémités est mince et conique, et l'autre renflée en forme de tête de clou.

Les *boulettes* (fig. 8.) sont de petites quantités de charpie, qu'on roule dans les mains pour leur donner la forme de boules ; on les fait plus ou moins dures, suivant le besoin.

La *pelote* (fig. 9.) est une masse de charpie arrondie, qu'on enveloppe d'un linge.

La difficulté de se procurer de la charpie en abondance dans certaines circonstances graves, et le prix toujours élevé de ce moyen de pansement dans les circonstances ordinaires, ont fait faire à diverses époques, des tentatives pour remplacer dans la pratique cette substance, par d'autres préparations plus abondantes et moins couteuses. C'est ainsi qu'on a préparé et mis en œuvre, la charpie anglaise, appelée par M. Gerdy, tissu-charpie : c'est une étoffe dont l'une des faces ou toutes les deux, présentent des villosités nombreuses, et dans laquelle on taille les plumasseaux, les gateaux, etc. de la grandeur voulue. Ce tissu absorbe bien moins que la charpie, mais bien plus que le coton : cela tient à ce que la chaîne est faite de fil de lin, tandis que la trame est faite de coton.

Le coton a été surtout préconisé par M. Mayor de Lauzanne, qui l'emploie sous forme de coton cardé, de ouate et de coton filé. Le coton peut remplacer avec avantage la charpie, comme moyen de remplissage ; il peut encore la remplacer sous forme de mèches, mais son défaut d'absorption le fera écarter de la pratique, quand il s'agira de remplir l'indication d'absorber les liquides sur les surfaces lésées : du reste, sous son influence les plaies s'irritent, se dessèchent ; il s'y développe des croutes qui forment obstacle à l'écoulement du pus.

La laine ne peut servir, en raison de son action irritante, que comme moyen de remplissage.

M. Gama, ancien chirurgien en chef du Val-de-Grâce a proposé une espèce de charpie faite avec des étoupes blanchies au chlore; mais les essais tentés dans quelques établissemens militaires n'ont pas répondu à l'attente de l'auteur de la proposition.

On s'est encore servi dans les moments difficiles de bourre de soie, de duvet, de foin, de mousse, mais ces succédanés de la charpie ne la remplacent jamais parfaitement, bien qu'ils soient de précieuses ressources dans les circonstances graves de la pratique des chirurgiens d'armée.

TROISIÈME LEÇON.

Des Compresses.

Les compresses sont des pièces de linge destinées à recouvrir les parties lésées ou certaines pièces d'appareil, et à exercer sur elles une pression plus ou moins forte. On les fait le plus ordinairement de toile de chanvre ou de lin : cependant on en confectionne aussi avec des tissus de laine ou de coton. Le linge employé à la confection des compresses doit être filé, demi-usé, blanc de lessive; il faut qu'il soit coupé à droit fil et qu'on n'y laisse aucune couture.

Les formes des compresses sont très-variables; on les distingue, quant à leur forme, en compresses carrées (fig. 1) : c'est un morceau de linge, de dimensions variables, ayant toujours ses quatre côtés égaux ; la compresse carrée peut être simple, double (pliée en deux), ou quadruple (pliée en quatre).

Compresse triangulaire : c'est une compresse carrée, pliée dans le sens d'une de ses diagonales, ou la moitié de cette même compresse carrée, coupée dans le même sens.

Compresse ordinaire (fig. 2) : Elle a la forme d'un rectangle dont on doit pouvoir faire une compresse carrée, en la pliant en deux dans le sens de sa largeur, ou une compresse longuette en la pliant dans l'autre sens.

Compresse longuette : c'est la compresse précédente pliée dans le sens de sa longueur; elle offre par conséquent beaucoup plus de longueur que de largeur. Pour faire convenablement le pli : après avoir réuni deux à deux les quatre angles de la compresse ordinaire, on saisit les extrémités à pleines mains, et l'on marque le pli d'une extrémité à l'autre en poussant avec force une des faces de la compresse sur un bras de fauteuil ou tout autre corps dur à angles arrondis. On a l'habitude de plier en deux, dans le sens de sa largeur, la compresse longuette ainsi préparée, afin de la placer plus aisément dans l'appareil.

Compresse en croix de Malte (fig. 4) : c'est une compresse carrée que l'on a pliée en quatre et dont les angles réunis par les plis ont été incisés profondément d'un coup de ciseaux.

PL. 5. 3.e L.

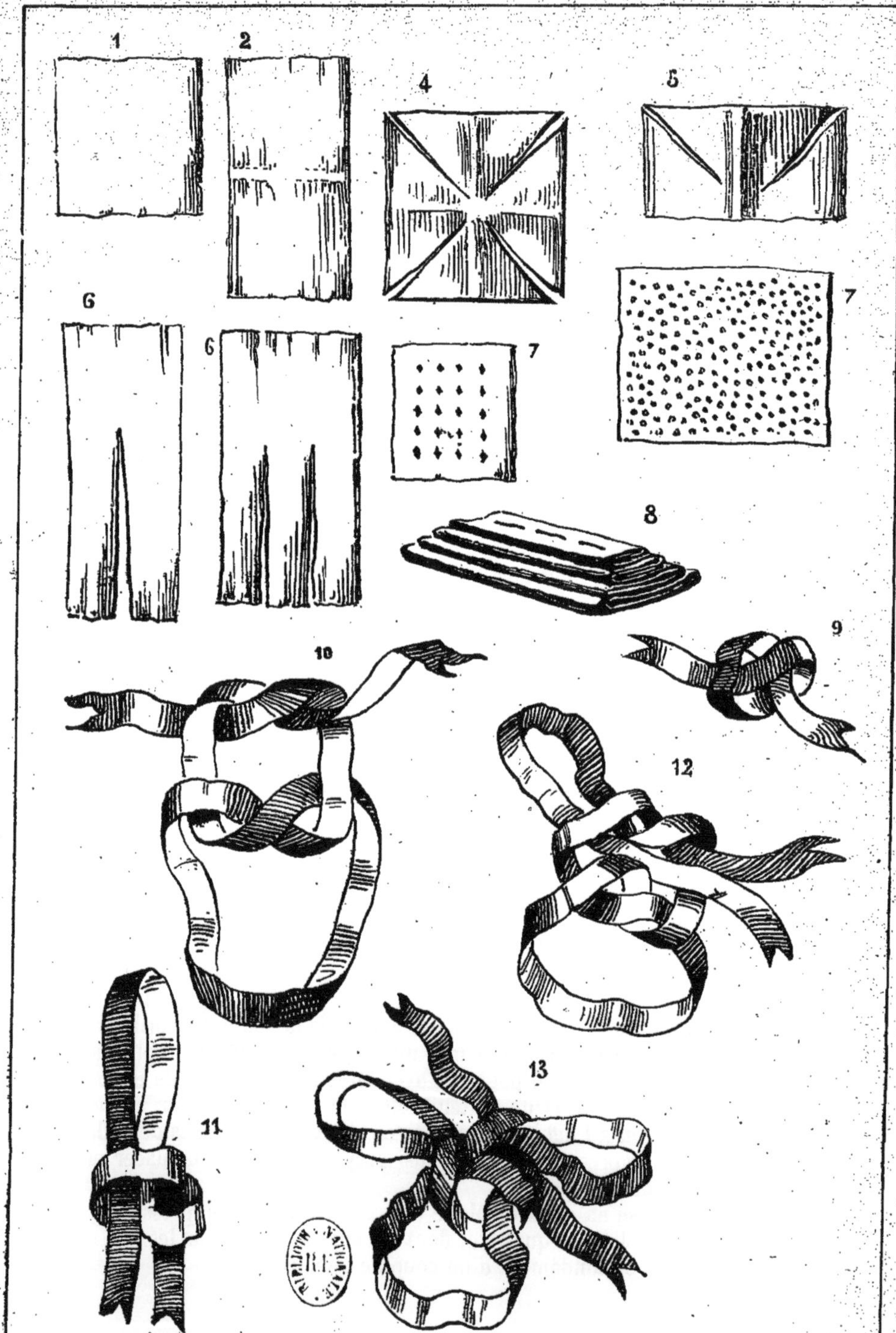

Compresses en demi-croix de Malte (fig. 5) : c'est la moitié de la compresse précédente.

Compresse fendue à deux ou trois chefs (fig. 6) : c'est une compresse longuette dont une extrémité a été divisée en deux ou trois languettes.

Compresse fenêtrée : c'est une compresse à ouvertures ou fenêtres de grandeur et de forme variables, pratiquées au moyen des ciseaux.

Compresse criblée de trous (fig. 7) : on la fait avec un emporte-pièce, ou à la main avec des ciseaux courbés sur le plat. Pour l'obtenir d'après le deuxième mode, la compresse est tenue dans la main gauche, le pouce et le médius sur une des faces, l'index soulevant entre les doigts que nous venons de nommer, l'autre face ; les ciseaux, par leur surface convexe, sont portés sur l'endroit soulevé, d'où ils enlèvent une rondelle de linge peu considérable : on continue de la même façon jusqu'à ce que la compresse soit criblée de trous très-rapprochés les uns des autres, espacés régulièrement ou non.

Compresse graduée (fig. 8) : ce sont des compresses composées de plusieurs plis superposés, auxquelles on donne la forme d'une pyramide, d'un cône, d'un prisme, etc. Les compresses graduées les plus fréquemment employées, sont les compresses graduées longuettes régulières et les compresses graduées prismatiques ; on les fabrique en superposant plusieurs plis les uns sur les autres, égaux pour les premières et diminuant de largeur pour les secondes, jusqu'à ce que l'on ait atteint l'épaisseur voulue. On a le soin de fixer les plis au fur et à mesure qu'on les fait par une couture récurrente ou un faufil.

Les dimensions des compresses doivent varier suivant les parties à recouvrir et le but à atteindre. Pour les approvisionnents, il est bon d'en faire préparer de trois dimensions principales :

De 64 centim. de long sur 32 centim. de large (grandes compresses).
De 48 id. sur 24 id. (moyennes compresses).
De 32 id. sur 16 id. (petites compresses).

avec des paquets de lambeaux résultant de la confection des compresses et servant à essuyer les parties lésées, à nettoyer les instruments, etc., ces trois dimensions-types peuvent satisfaire à peu près à tous les besoins.

On emploie les compresses sèches ou imbibées d'un liquide, ou bien recouvertes d'un corps gras, d'un onguent, d'une pâte à cataplasme ; on peut imbiber les compresses de plusieurs manières : soit après leur application, au moyen d'une éponge mouillée qu'on exprime sur toute leur étendue, soit avant cette application et, dans ce cas, on doit plier la compresse régulièrement en un grand nombre de doubles, la plonger ainsi pliée et tenue dans la main au sein du liquide, exprimer, en la retirant, l'excédant de ce liquide, puis la déplier pour l'appliquer.

Pour enduire d'un corps gras la surface d'une compresse, il faut faire tenir cette dernière d'un côté par un aide, pendant qu'on tient l'autre côté, et la recouvrir uniformément du corps gras, en ayant soin de tendre fortement : de cette façon la couche grasse est repartie d'une manière uniforme sur toute la surface de la compresse ; ce qui n'aurait pas eu lieu si l'on avait placé la pièce de linge sur un corps dur comme la planchette à pansement. Afin que le corps gras ne s'échappe point par les trous de la compresse criblée ou la double par une compresse ordinaire avant de commencer l'opération.

On étend la pâte à cataplasme de la manière suivante : la pâte en quantité suffisante est placée au centre de la compresse étalée sur la planchette à pansement, on replie un des côtés de la compresse sur la pâte, on presse sur le bord replié avec la paume de la main et on le fait glisser de manière à effacer le pli : on en fait autant pour les trois autres bords : il résulte de ce modus faciendi, qu'une couche uniforme de pâte est étendue sur toute la surface de la compresse ; il ne reste plus, pour terminer, qu'à relever chaque bord dans l'étendue d'un ou de deux travers de doigts et le faire adhérer à la pâte, à laquelle un encadrement régulier est tout formé.

L'application des compresses doit avoir lieu sans qu'il en résulte de plis ou de godets. S'il est nécessaire d'en appliquer plusieurs, elles doivent se recouvrir en partie et se soutenir mutuellement : c'est par la plus éloignée du centre du corps qu'il faut commencer. Lorsqu'on place des compresses longues ou longuettes sur une partie conique, on doit toujours diriger vers le sommet du cône le côté correspondant au pli. Le mode d'application en lui-même est trop simple et trop variable pour qu'il soit nécessaire de lui consacrer une description nécessaire.

Les Liens.

On donne le nom de liens, aux pièces d'appareils destinés à fixer, à retenir, à lier les parties lésées, ou les pièces de pansemens. On se sert de liens divers : tantôt c'est un drap plié en cravatte ou tordu, une nappe, une serviette, un mouchoir, une bande, une corde ou un fil. On arrête ces liens en entrelaçant leurs extrémités ou chefs, d'une manière variable ; on nomme ces entrelacemens nœuds. Le lien converti en anneau par un nœud porte le nom de lac.

On se sert en chirurgie de plusieurs espèces de nœuds :

Le nœud simple, (fig. 9.) ; le nœud double (fig. 10.) ; la simple rosette (fig. 11.) ; le nœud à simple rosette (fig. 12) composé du nœud simple et d'une simple rosette superposés ; le nœud à double

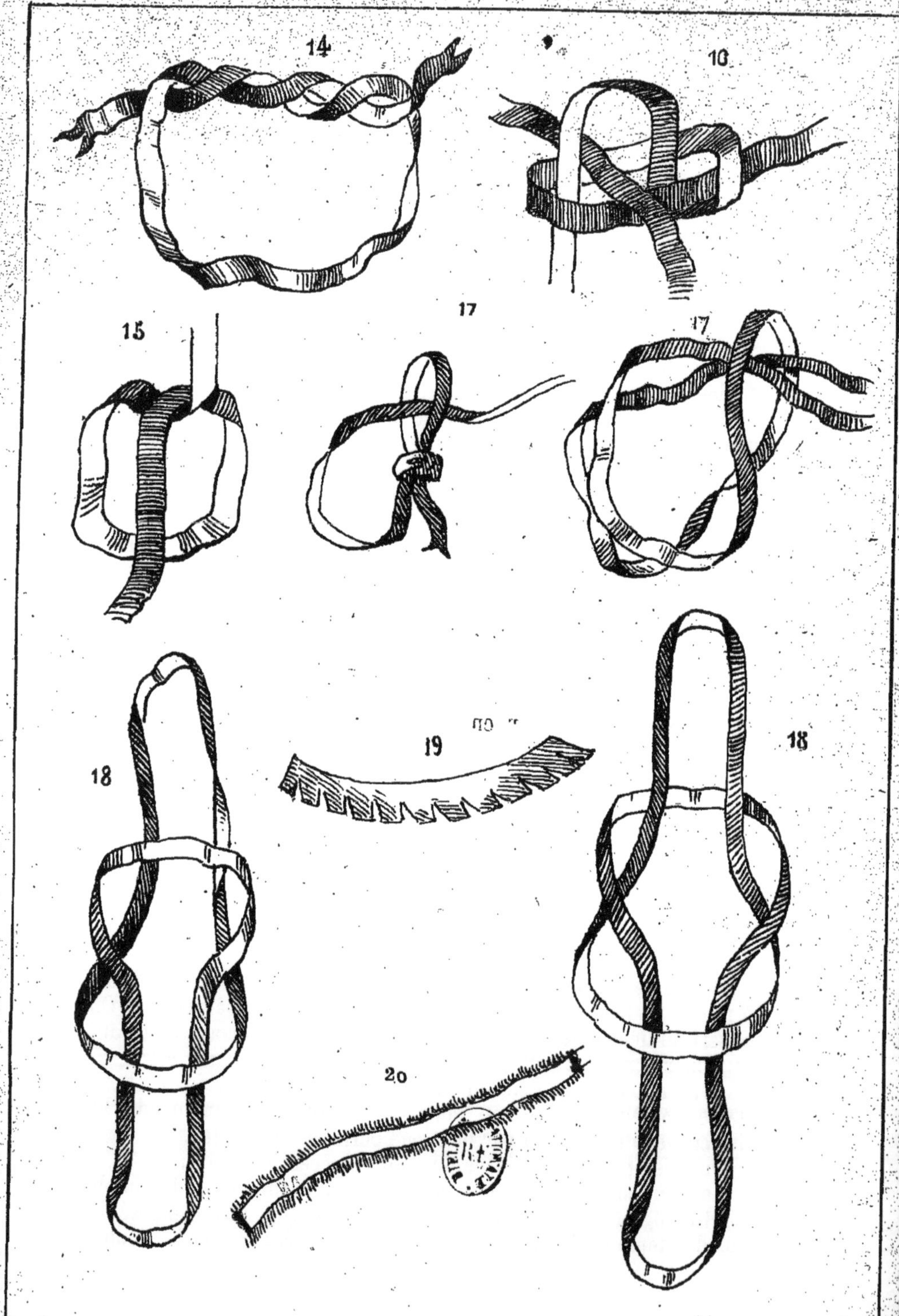
14
16
15
17
17
18
19
18
20

rosette, nœud simple et deux rosettes (fig. 13.); le nœud de chirurgien (fig. 14.); le nœud d'emballeur (fig. 15.); le nœud de tisserand, (fig. 16.) qui est une simple rosette, faite sur un des chefs du lien, dans l'anse de laquelle on passe l'autre chef. Les tisserands font ce nœud d'une manière rapide en entrecroisant le chefs à nouer entre le pouce et l'index, en jetant sur une des extrémités entrecroisées une anse faite aux dépens du lien qui continue cette extrémité, et en engageant l'autre extrémité dans cette anse; le nœud coulant (fig. 17.); le nœud d'allonge (fig. 18).

Des Bandelettes.

Les bandelettes sont des rubans étroits et d'une longueur variable on distingue:

La bandelette découpée, (fig. 19.) qu'on prépare en taillant sur le bord d'une compresse et à droit fil, une largeur de linge d'un travers de doigt. On recouvre cette petite pièce de cérat sur une de ses faces, et l'on fait sur un de ses bords à la distance d'un centimètre, des incisions profondes, et un peu obliques. On suit avec le bord entier les sinuosités d'une plaie, d'un ulcère, pour protéger les portions cicatrisées.

La bandelette à séton ou mèche à séton : c'est un long ruban d'un demi à un travers de doigt, effilé sur ses bords et fait d'un linge usé et fin (fig. 20).

Les bandelettes agglutinatives qui sont de petites bandes de toile, calicot ou taffetas, sur la face desquelles est étendue une couche légère de substance collante, comme le diachylon gommé, l'emplâtre diapalme, l'ictyocolle. Le chirurgien militaire a à sa disposition, pour confectionner ses bandelettes, le sparadrap de diachylon gommé le taffetas d'Angleterre et la percaline adhésive. L'adhérence de ces agglutinatifs ne se développe pas de la même manière, les bandelettes de sparadrap de diachylon gommé ont besoin d'être approchées du feu ou d'être appliquées sur les parois d'un vase contenant de l'eau chaude; celles de taffetas ou de percaline adhésive doivent être mouillées avant leur application.

QUATRIÈME LEÇON.

Des Bandes.

Les bandes sont des pièces de toile, de flanelle, de tissu de coton, très-étroites eu égard à leur longueur, destinées à maintenir les autres pièces d'appareil et à exercer sur elles une certaine pression. Les bandes ordinaires ont cinq à six centimètres de large sur deux mètres de long ; il y en a de plus étroites et de plus larges, de plus courtes et de plus longues suivant le but à atteindre.

On choisit de préférence pour fabriquer les bandes, du linge de lin ou de chanvre demi usé, mais encore très résistant : on le taille à droit fil afin qu'elles soient régulières et ne s'effilent pas facilement. On ne doit laisser ni ourlet, ni lisière. S'il n'est pas possible de les faire d'une seule pièce, on coud les portions de bandes les unes aux autres par un point dit en faufil (fig. 1re) ; si l'on veut empêcher l'effilement des bords, on peut assujétir les fils les plus rapprochés des bords par un point de surjet (fig. 1re).

En Allemagne, on se sert de bandes au métier, qui ont l'avantage de coûter peu cher, d'être d'une seule pièce, et de ne pas s'user facilement, mais ces bandes sont dures, s'appliquent mal, malgré la précaution prise de remplacer les lisières par une série d'anses faites aux dépens des fils de la trame.

On divise les bandes en bandes simples, bandes composées, bandes perforées et bandes divisées.

Les bandes simples offrent deux extrémités que l'on nomme *chefs*, l'un dit *initial*, par lequel on commence l'application de la bande, l'autre dit *terminal;* la portion intermédiaire s'appelle *plein*, ou corps de la bande. Comme en raison de sa longueur, la bande s'appliquerait difficilement, on la roule sur elle-même en cylindre; le cylindre obtenu s'appelle *Globe*. Le côté du plein qui regarde le centre du globe, reçoit le nom de *face interne*, l'autre côté prend, par opposition, le nom de *face externe*.

On roule une bande de la façon suivante : (fig. 2.) 1er temps, on plie quatre ou cinq fois sur lui-même un des chefs, en le soutenant sur le genou, ou sur la paume de la main gauche, puis on roule en cylindre entre les doigts cette portion pliée, jusqu'à ce qu'elle ait acquis de la consistance : 2e temps, on place les surfaces planes du cylindre commencé, entre la pulpe du pouce et la pulpe de l'index de la main gauche, tenue en pronation ; l'on saisit entre la base du pouce et le bord externe de l'index de la main droite la portion non roulée de la bande qui pend au-dessus et au-devant du cylindre et on fait tourner ce dernier sur lui-même en imprimant aux deux mains un mouvement de supination : 3e temps, le cylindre accru par le dernier mouvement du 2e temps est abandonné par la main gauche, et soutenue par les trois derniers doigts de la main droite qui se remet en pronation ; la main gauche reprend le cylindre pour recommencer le 2e temps de l'opération, et ainsi de suite jusqu'à ce que la bande soit entièrement roulée. On fixe le chef initial par un point de couture, un fil ou une épingle, pour empêcher le déroulement. La bande

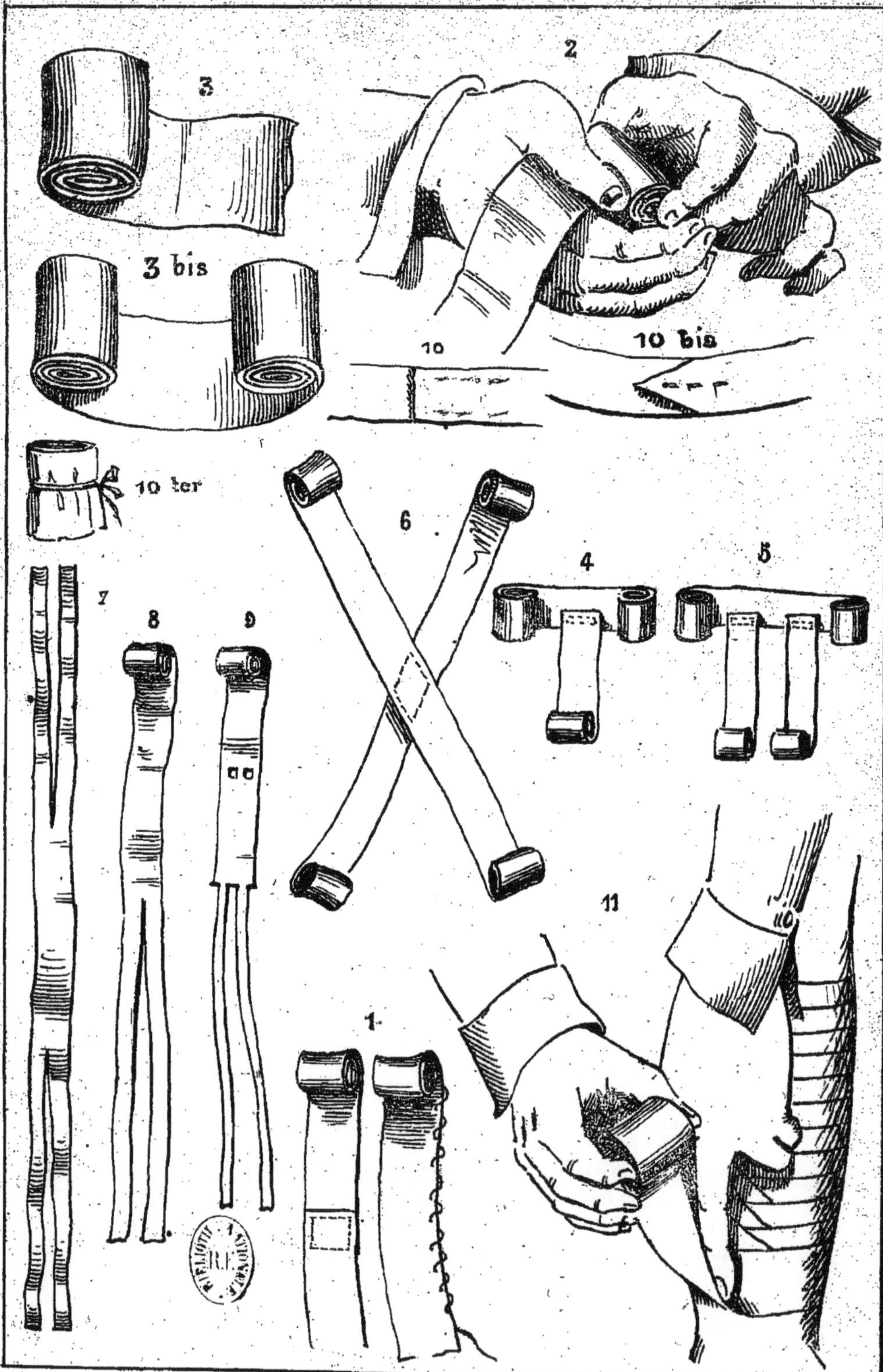
2
3
3 bis
10
10 bis
10 ter
6
4
5
7
8
9
11
1

ainsi roulée est dite roulée à un globe (fig. 3.); si l'on veut deux globes (fig. 3 bis.) on fait d'abord un premier cylindre que l'on arrête avec une épingle avant d'épuiser la bande, puis avec ce qui reste on fait un nouveau cylindre par le même procédé.

La bande peut être roulée à deux globes égaux ou à deux globes inégaux. Dans le premier cas il faut marquer avec une épingle le milieu de la bande, avant de commencer l'enroulement.

Le globe d'une bande roulée doit offrir une grande consistance; c'est pourquoi il est nécessaire pendant l'opération de l'enroulement de serrer de temps en temps en retenant avec force entre la base du pouce et l'index, la portion de bande qui va passer sur le cylindre commencé.

Les bandes composées sont : 1° les bandes en T simple et en T double (fig. 4 et 5), ce sont des bandes réunies et cousues de manière à figurer cette lettre; 2° les bandes en + (fig. 6) 5e leçon, qui sont formées par deux bandes qui se coupent à angles droits et qui sont cousues au point de leur intersection; 3° des bandes en X (fig. 6.) qui se coupent à angles aigus et sont maintenues par une couture dans cette position; 4.° les bandes fendues qui peuvent l'être à une de leurs extrémités ou aux deux à la fois (fig. 7 et 8); 5° les bandes perforées ne demandant pas de description particulière : elles offrent une ou plusieurs fenêtres pratiquées dans leur plein (fig. 9). Il est quelquefois besoin que les bandes soient à la fois perforées et fendues (fig. 9).

Les bandes s'appliquent sèches ou mouillées; la bande mouillée est d'une application plus facile, se moule mieux sur les surfaces et permet d'exercer une compression plus forte; lorsque les bandes doivent être mouillées dans un but thérapeutique; il vaut mieux qu'elles le soient avant qu'après leur application, parce que leur tissu se resserrant par le mouillage pourrait produire une constriction trop énergique. On emploie, pour mouiller les bandes de l'eau, à divers degrés de température, ou des solutions médicamenteuses. Il peut être nécessaire encore d'imbiber les bandes de substances qui, en se desséchant, les durcissent et les collent de manière à faire une seule pièce de tout le bandage; le blanc d'œuf, l'empois, la gomme, la gélatine, la dextrine servent à cet usage.

Pour appliquer convenablement une bande roulée à un globe, on commence par dérouler le chef initial dans l'étendue d'un décimètre, on saisit ce chef entre le pouce et l'index de la main gauche, pendant que la main droite tient le globe à pleine main, ou le pouce opposé aux autres doigts sur les faces planes du globe : on applique ce chef par sa face externe sur la partie à recouvrir ou à bander, on déroule ensuite la bande dans une certaine longueur, et on applique ensuite la portion déroulée; ou bien on applique le jet de la bande au fur et à mesure qu'on le déroule : le premier mode donne une application plus exacte et permet de mieux juger du degré de traction que l'on exerce. Une règle générale à suivre est d'assujétir tout d'abord le chef initial par quelques tours de bandes. Quand on a épuisé le globe, on fixe le chef terminal avec une ou plusieurs épingles : les épingles doivent toujours être dirigées parallèlement à la longueur de la bande, leur tête correspondre au bord vertical du chef terminal et leurs pointes ne point faire saillie au dehors ; (fig. 10.) on peut, pour donner plus de régularité au bandage, remplier en dedans les angles du chef teminal avant de les fixer. (fig. 10 *bis*.) On fixe encore les bandes roulées à un globe, par un point de couture, par un lien, un ruban, un fil, (fig. 10 *ter*) ou bien en fendant le chef terminal en deux lanières que l'on conduit en sens opposé pour les faire se rencontrer à l'opposite de la partie et les assujétir en ce point par un nœud ou par une rosette. Pour enlever une bande roulée de la partie sur laquelle on l'a appliquée, on commence par rendre libre le chef terminal ; on ramasse dans la main droite la première portion détachée, on fait passer de cette main à l'autre les jets de bande ramassés en contournant la partie, et ainsi de suite jusqu'à ce que tout soit enlevé, en ayant soin de pelotonner grossièrement chaque nouveau jet détaché, avec les précédents.

Les bandes roulées à deux globes s'appliquent de la manière suivante : le plein intermédiaire aux deux globes est appliqué par sa face externe sur la partie, les globes sont dirigés en sens opposé, jusqu'à ce qu'ils se rencontrent à l'opposite du point de départ ; là on les change de main, et on les entrecroise, ou bien en passant l'un au-dessus de l'autre, et en repliant le jet inférieur sur le supérieur, ou bien en passant l'un des globes dans une boutonnière ouverte dans le plein de l'autre globe ; on continue ensuite le mouvement simultané de deux globes, jusqu'à leur épuisement, et on fixe les extrêmités par des épingles ou un nœud à rosette.

Les bandes doivent presser également par leurs deux bords, et par conséquent il ne doit jamais résulter de godets de leur application. Quand la partie est cylindrique, la régularité est facile à obtenir ; quand, au contraire la partie est conique, il est impossible d'éviter les godets, sans faire ce qu'on appelle des renversés. (fig. 11.) On pratique ces renversés en pliant obliquement sur elle-même la face externe de la bande, de la base du cône au sommet, et en soutenant le pli avec l'index ou le pouce ; à chaque renversé la bande est appliquée sur une autre face ; au dernier renversé, elle doit être déroulée sur sa face externe.

De l'application méthodique des bandes, il résulte des dispositions variables que l'on peut réduire aux types ou formes fondamentales suivantes :

1.° Type *circulaire :* dans ce type les tours des bandes se recouvrent et sont perpendiculaires à l'axe du corps ou de la partie ;

2.° Type *oblique :* les tours de bandes se recouvrent encore, mais ont une direction oblique, eu égard à l'axe du corps ou de la partie ;

3.° Type *spiral* ou *roulé :* les jets de bandes représentent un pas de vis ; tantôt le spiral roulé est écarté, c'est-à-dire que les bords des tours de bandes ne se touchent point ; tantôt le spiral est demi-couvert, alors les tours de bandes se recouvrent à moitié ou aux deux tiers et portent le nom de *doloires*.

4.° Type *croisé* ou en 8 de chiffre : il résulte du croisement oblique des jets de bandes qui figurent un 8 de chiffre, ou un X dont les extrémités sont réunies par des arcs de cercle.

5.° Type *noué ou nœud :* c'est la disposition du nœud d'emballeur appliquée aux bandes ;

6.° Type *récurrent :* dans ce type, la bande, après avoir suivi une direction, prend brusquement une direction nouvelle et perpendiculaire à la première, et revient ensuite au point de départ après avoir décrit une double anse récurrente ;

7.° Type *invaginé :* pour produire ce type, un chef est engagé dans une boutonnière que présente le plein de la bande.

CINQUIÈME LEÇON.

Des Bandages.

On donne le nom de *Bandage* indifféremment à l'application des éléments qui entrent dans sa composition, et à la préparation méthodique des pièces nécessaires à son application : ainsi une bande n'est pas un bandage avant d'être appliquée, elle devient bandage après son application ; tandis qu'une bourse façonnée, que l'on destine, par exemple, à soutenir une partie, constitue un bandage avant que l'on en fasse emploi. C'est un abus de langage, regrettable sans doute, mais que l'usage a consacré ; il suffit que l'élève en soit prévenu pour éviter toute confusion.

Les bandages se divisent en bandages *simples*, en bandages *composés*, et bandages ou appareils *mécaniques*.

Les bandages simples entrent seuls dans le cadre de la chirurgie élémentaire ; on les fait avec des bandes et des pièces de linge appelées *pleins*, que l'on façonne diversement, selon l'indication thérapeutique à remplir, et les parties sur lesquelles le bandage doit être appliqué.

Les types ou modes généraux d'application des bandes constituent autant d'espèces de bandages ; de plus, les pleins, d'après leur forme, leur disposition et quelquefois leur usage, donnent les espèces suivantes : bandages triangulaires, carrés, rectangulaires, en T, en + ou cruciformes ; bandages en fronde ou formés de plusieurs chefs réunis par un plein commun comme les lanières des frondes employées jadis à la guerre ; bandages en bourses ou semblables à un sac, prenant le nom de suspensoir quand ils ont pour usage de suspendre une partie ; bandages vaginiformes ou gaines ; bandages lacés ou bouclés, c'est-à-dire garnis de lacets ou de boucles.

Nous allons successivement décrire les bandages simples en suivant l'ordre topographique, et en les divisant suivant les régions, en bandages de la *tête*, du *membre supérieur*, du *membre inférieur*, du *tronc*.

Bandages de la tête.

Considérations générales. — Le linge que l'on emploie pour les bandages de tête doit être fin et moëlleux ; les bandes qui servent à cet usage doivent avoir 4 cent. 1/2 de hauteur (deux travers de doigt). Afin de fournir un point d'appui aux bandes, on devra, le plus ordinairement, garnir la tête d'un serre-tête, ou d'un bonnet; toutes les fois que cela sera possible, on commencera l'application des bandes sur le front, et on fixera le chef initial par deux tours de bande faits horizontalement autour de la tête. Le malade devra être assis, ou couché la tête soulevée de l'oreiller, et le chirurgien se placera devant lui.

Circulaire du front (fig. 1).

Préparation. — Bande de 2 mètres, large de 4 cent. 1/2 (deux travers de doigt).

Mode d'application. — Le chef initial est appliqué horizontalement sur le front, et le globe qui lui fait suite, est dirigé à la tempe gauche, à l'occiput, à la tempe droite, et vient passer sur le chef initial; on épuise la bande en recouvrant exactement ce premier circulaire horizontal.

Circulaire vertical de la tête (fig. 2).

Préparation. — Comme le précédent.

Mode d'application. — On applique le chef initial au-dessus de l'oreille droite, on conduit le jet de bande sur le sommet de la tête, sur l'oreille gauche, sous le menton, sur l'oreille droite, et enfin sur le chef initial ; on épuise la bande en recouvrant exactement ce premier circulaire vertical.

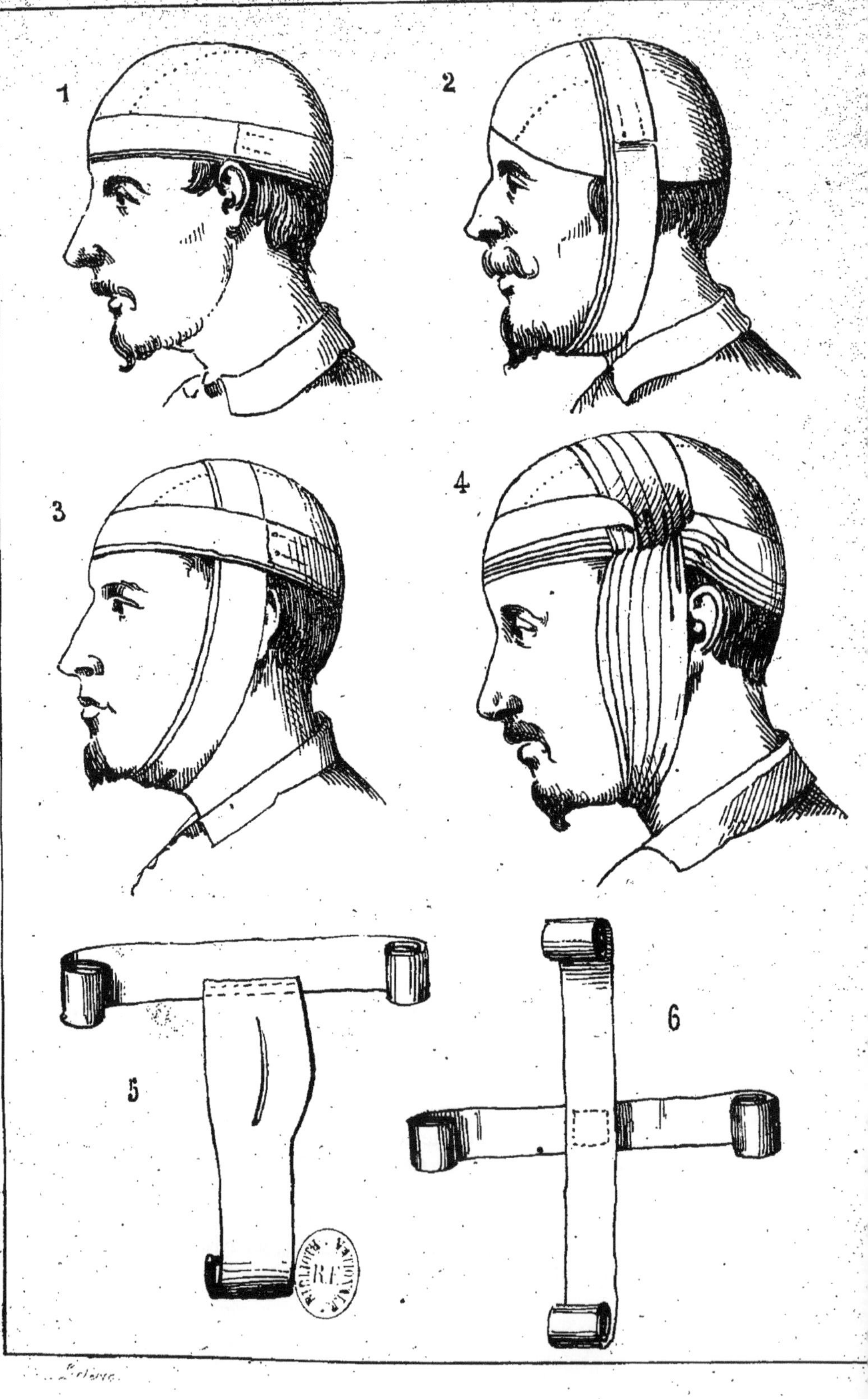
1
2
3
4
5
6

Croisé de la tête (fig. 3).

PRÉPARATION. — Bande de 5 mètres de long sur 4 cent. 1/2 de large (deux travers de doigt).

MODE D'APPLICATION. — On fait deux circulaires horizontaux du front, on fixe le jet de bande au niveau de l'une ou de l'autre oreille ; on le dirige ensuite verticalement ; on fait deux circulaires verticaux, on fixe le jet à l'endroit de l'entrecroisement ; on fait deux circulaires horizontaux, et ainsi de suite jusqu'à épuisement de la bande, en alternant deux circulaires horizontaux avec deux circulaires verticaux.

Noué de la tête (nœud d'emballeur, fig. 4).

PRÉPARATION. — Bande de 6 à 8 mètres roulée à deux globes égaux, large de 4 cent. 1/2 (deux travers de doigt).

MODE D'APPLICATION. — On applique le plein intermédiaire aux deux globes sur la tempe malade, on fait ensuite avec les deux globes un circulaire horizontal, on croise les jets sur la tempe saine ; on revient horizontalement au point de départ ; là, les jets sont croisés brusquement et dirigés dans le sens vertical, l'un en haut, l'autre en bas, pour qu'il en résulte un noué : on fait avec eux un circulaire vertical, on les croise sur la tempe saine, on les reporte verticalement sur la tempe malade, on les change de nouveau de direction (deuxième noué produit); et ainsi de suite de la même façon jusqu'à la fin de la bande.

Les noués peuvent être superposés ou placés à côté les uns des autres.

T *de la tête et des oreilles* (fig. 5).

PRÉPARATION. — Une bande longue de 2 mètres et large de 5 à 6 centimètres(deux travers de doigt 1/2); sur le tiers de sa longueur est consue perpendiculairement une bande de même largeur, et de soixante-quinze centimètres de long, par l'intermédiaire d'un plein ovale perforé.

MODE D'APPLICATION. — On engage l'oreille dans la fente du plein, la bande la plus courte est portée sous le menton, sur l'oreille saine, sur le sommet de la tête, et sur l'oreille malade : les deux chefs de la bande la plus longue sont conduits horizontalement autour de la tête, croisés au-dessus de l'oreille saine et épuisés par des circulaires horizontaux.

+ *de la tête*, (fig. 6).

PRÉPARATION. — Deux bandes longues d'un mètre 1/2 et larges de 5 à 6 centimètres(2 travers 1/2), cousues à angles droits à leur partie moyenne.

Mode d'application. — Le lieu d'entrecroisement est placé sur l'une des tempes ; l'une des bandes est épuisée en circulaires horizontaux, l'autre en circulaires verticaux qui doivent alterner dans leur application avec les horizontaux, pour se soutenir mutuellement.

Récurrent de la tête. (Capeline, — fig. 7.)

Préparation. — Bande roulée à deux globes égaux de 7 mètres de long sur 4 centimètres 1/2 de large (2 travers de doigt.)

Mode d'application. — Le plein intermédiaire aux deux globes est appliqué sur le front, et les deux globes conduits horizontalement à l'occiput, où on les entrecroise en les changeant de main ; le globe qui passe au-dessous de l'autre, au lieu de continuer son chemin horizontalement, conduit un jet de bandes que nous appellerons *récurrent* ; de l'occiput au front, en passant sur le sommet de la tête ; le 2e globe continue à cheminer autour de la tête, jusqu'à ce qu'il ait passé au front sur le jet récurrent ; les globes sont encore changés de main ; l'un continue à marcher horizontalement pour fixer l'autre, qui est destiné à faire de nouveaux jets récurrents du front à l'occiput et de l'occiput au front; jets qui doivent en s'imbriquant, recouvrir tout le crâne et offrir la disposition des côtes du melon.

Triangle fronto-occipital (mouchoir triangulaire. — fig. 8.)

Préparation. — Pièce de linge triangulaire, moitié d'un carré de 90 centimètres de côté, ou le carré plié en triangle.

Mode d'application. — La pièce est saisie entre les pouces et les indicateurs des deux mains, à 5 travers de doigt du milieu du grand bord, et ce milieu est appliqué sur le front, l'angle droit dirigé vers la nuque ; les angles qui continuent le grand bord sont portés à l'occiput, puis croisés sur l'angle droit et ramenés sur les côtés de la tête et au front où on les fixe par des épingles ou par une rosette ; on tire l'angle droit en bas, puis on le relève sur l'entrecroisement des petits angles, pour en fixer la pointe sur le sommet de la tête.

Grand plein quadrilatère de la tête. (Grand couvre-chef. — fig. 9.)

Préparation. — Un carré d'un mètre de côté plié en double, de façon qu'un des rectangles qui résultent de cette duplication dépasse l'autre de 2 travers de doigt.

Mode d'application. — 1er temps : Le bandage est saisi par le chirurgien entre les pouces et les indicateurs des deux mains, à 4

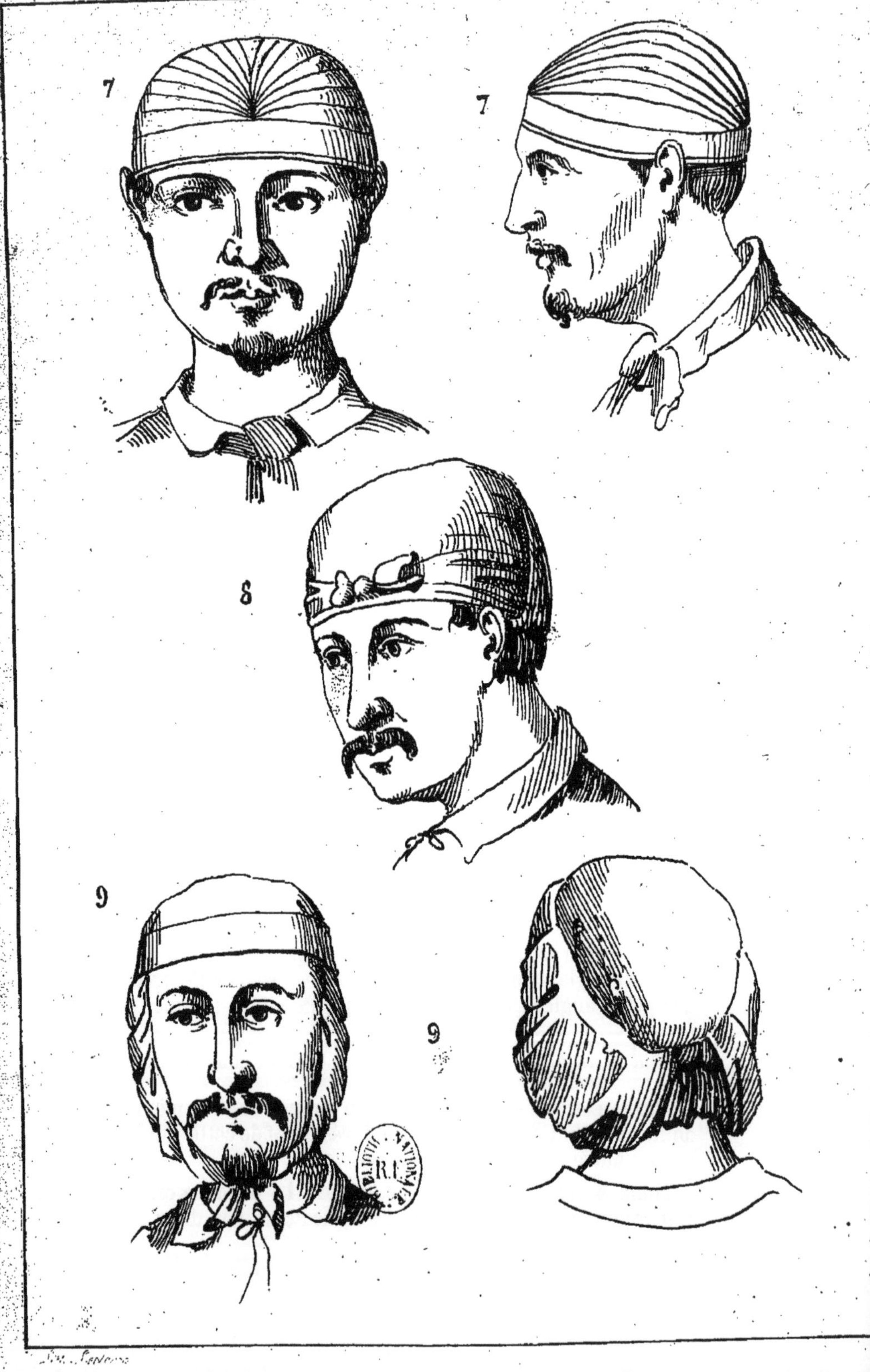
7
7
8
9
9

travers de doigt du milieu des bords libres, et placé sur la tête du malade, le plus petit rectangle recouvrant l'autre, et correspondant par son grand bord libre aux arcades sourcilières. 2e temps: Les angles libres du petit rectangle sont rapprochés sous le menton et confiés au malade; le bord excédant du grand rectangle est replié dans toute son étendue sur le bord libre du petit, et les angles conduits à l'occiput, où on les fixe l'un sur l'autre. 3e temps: Les angles confiés au malade sont noués, et les bords du bandage qui les continuent en arrière, laissés pendants sur le cou, ou engagés dans les poches que forment au-dessus des oreilles, les angles fixés à la nuque.

SIXIÈME LEÇON.

Fronde à six chefs, bandage de Galien, bandage des pauvres, (fig. 1).

Préparation.—Pièce de linge d'un mètre de long sur 36 centimètres de large; pliez cette pièce en deux dans le sens de sa largeur; pliez-la ensuite en trois dans le sens de sa longueur; coupez les plis longitudinaux jusqu'à deux travers 1/2 de doigt du pli transversal : il résulte de ces deux incisions un plein central de 5 travers de doigt, et 6 chefs. Afin d'appliquer plus aisément ce bandage, on peut le plier de la manière suivante : les portions externes du plein sont renversées sur la portion centrale, et les chefs qui leur correspondent, successivement repliés suivant leur largeur sur cette portion centrale; on termine en pliant sur le tout les chefs moyens.

Mode d'application. — 1er temps. La portion centrale du plein est placée sur le sommet de la tête, et les deux chefs qu'elle réunit depliés et conduits sous le menton, en passant sur les oreilles; le malade les y retient. 2e temps : Les chefs suivants sont dépliés, les antérieurs par exemple, et leur plein renversé sur le front; puis ces chefs sont conduits à l'occiput, où on les croise, pour les fixer ensuite sur les côtés de la tête; on déplie les chefs postérieurs, on renverse leur plein sur l'occiput, on les croise sur le front, et on les fixe ensuite. 3e temps : Les chefs moyens sont croisés sous le menton et ramenés sur les cotés de la face, où on les assujétit au moyen d'épingles; on peut les relever entièrement sur le sommet de la tête, au lieu de les croiser sous le menton.

Bandeau des yeux.

Préparation. — Compresse pliée en trois ou quatre doubles, longue d'une fois 1/2 le tour de la tête (1 mètre), large de cinq travers de doigts étant pliée ; on fait une incision en T renversé au milieu, à un centimètre d'un des bords.

Mode d'application. — Le nez est placé dans l'ouverture en T renversé, les deux chefs appliqués horizontalement sur les yeux, puis croisés à l'occiput et ramenés de ce point sur le côté de la tête, où on les fixe.

Spiral du front et des yeux. (fig. 2).

Préparation. — Bande de 2 mètres 1/2 de long sur 4 centimètres 1/2 (2 travers de doigt) de large.

Mode d'application. — Le chef initial est fixé sur le front par deux circulaires horizontaux du front ; on descend ensuite par 4 ou 5 doloires sur les yeux, en ayant soin que chaque doloire recouvre le précédent des 2/3 de la hauteur de la bande.

Croisé d'un œil. (Monocle. — fig. 3.)

Préparation. — Bande de 3 mètres 1/2 de long sur 4 centimètres 1/2 de large (2 travers de doigt).

Mode d'application. — On commence par deux circulaires horizontaux du front, de gauche à droite si l'on veut recouvrir l'œil gauche, dans la direction opposée si l'on veut recouvrir l'œil droit ; arrivé à l'occiput, on conduit le jet de bande sous le lobule de l'oreille, sur l'œil malade, sur la bosse pariétale opposée, à l'occiput ; on fait alors un circulaire horizontal, puis un nouvel oblique sur l'œil, et ainsi de suite jusqu'à l'épuisement du globe de la bande.

Variété du monocle. (fig. 4.)

Préparation. — Comme le précédent.

Mode d'application. — On laisse pendre au devant de l'œil malade 50 centimètres du chef initial de la bande, on dirige le globe sur la bosse pariétale du côté sain, puis à l'occiput ; on vient faire un circulaire du cou, qui recouvre le jet pendant au-devant de l'œil, on relève ce dernier sur le front ; on fait un nouveau circulaire horizontal qui fixe l'extrémité relevée, et on termine pour donner de la solidité au bandage par quelques circulaires verticaux.

Croisé des yeux. (Œil double, binocle. — fig. 5.)

Préparation.—Bande longue de 5 mètres, large de 4 cent. 1/2.

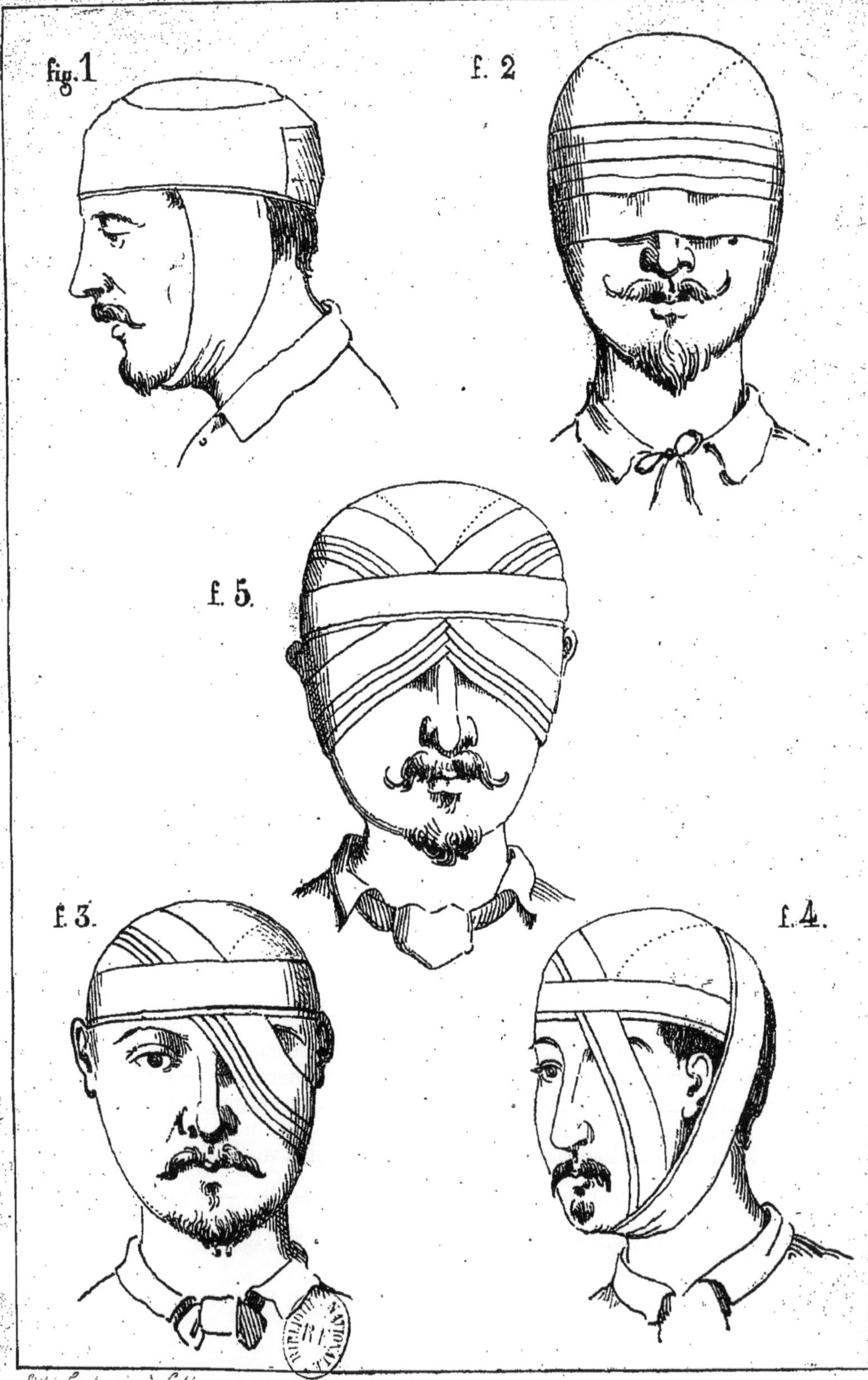

Lith. Leclercq. à Lille.

MODE D'APPLICATION. — On fait deux circulaires autour du front; arrivé à l'occiput, on dirige le jet de bande sous l'oreille droite, sur l'œil droit, sur la bosse pariétale gauche et à l'occiput; on fait un circulaire horizontal, puis de l'occiput on porte le globe sur la bosse pariétale droite, sur l'œil gauche, sous l'oreille du même côté et à l'occiput; enfin un nouveau circulaire horizontal, et on recommence la même manœuvre jusqu'à la fin de la bande.

Croisé des yeux à deux globes (fig. 5).

PRÉPARATION. — Bande de 5 mètres, large de 4 cent. 1/2, roulée à deux globes égaux.

MODE D'APPLICATION. — Le plein intermédiaire aux deux globes est porté sur le front, les globes sont dirigés horizontalement sur l'occiput, et croisés après avoir été changés de main; puis ramenés sous les oreilles, sur les yeux, changés de main et croisés à la racine du nez, portés sur les bosses pariétales, croisés à l'occiput une troisième fois, ramenés de l'occiput au front où l'on opère un quatrième entrecroisemeut. On continue la même opération jusqu'à l'épuisement des globes.

Triangle oculo-occipital simple (fig. 6).

PRÉPARATION. — Carré de 90 cent. de côté plié en triangle.

MODE D'APPLICATION. — La base du triangle est appliquée obliquement sur l'œil malade qu'elle recouvre; les angles qui terminent cette base sont dirigés à l'occiput: l'un, le supérieur, passant sur la bosse pariétale opposée à l'œil couvert, l'autre au-dessous de l'oreille du côté malade; à l'occiput, ils sont croisés sur le grand angle et ramenés horizontalement sur le front pour y être noués; le grand angle est relevé et fixé sur le sommet de la tête.

Triangle oculo-occipital double. (fig. 7)

PRÉPARATION. — Carré de toile de 90 centimètres de côté et plié en triangle.

MODE D'APPLICATION.—Comme le mouchoir triangulaire, excepté que les yeux sont recouverts par le grand bord du triangle.

On peut faire une variété du bandage en dirigeant les petits angles sous les oreilles, sur les yeux, sur le front ou on les croise avant de les fixer, au lieu de les ramener horizontalement sur cette partie (fig. 8).

Croisé de la mâchoire. (Chevestre simple.— fig. 9.)

PRÉPARATION. — Bande de 7 mètres de long sur 2 travers de doigt de large, 4 centimètres 1/2.

MODE D'APPLICATION. — 1er temps: On fait 2 circulaires horizontaux; de l'occiput on conduit le jet de bande sous l'angle droit de la machoire, sous le menton, au devant de l'oreille gauche en passant sur le côté gauche de la mâchoire, sur le sommet de la tête, sur l'oreille droite, ce qui constitue un premier circulaire vertical; on en fait un autre de la même manière. 2e temps : arrivé sous le menton, on dirige le globe à la nuque, on le ramène de là sur le menton, puis encore à la nuque et encore sur le menton, en ayant soin que ce dernier jet horizontal ne recouvre le menton que par la moitié supérieure de sa largeur. 3e temps: on retourne à la nuque, puis sous le menton en passant sur la portion de bande qui déborde en bas la mâchoire et qu'on a le soin de replier en arrière; enfin sur la mâchoire, au devant de l'oreille; on fait ainsi un ou deux circulaires verticaux identiques au premier, et on termine par des circulaires du front.

Croisé double de la mâchoire. (Chevestre double. — fig. 10).

PRÉPARATION. — Bande de 9 mètres de long sur 4 centimètres 1/2 de large, roulée à un globe.

MODE D'APPLICATION. — 1er temps: Après 2 circulaires horizontaux dirigés de droite à gauche, on arrive à la nuque, de là sous l'angle droit de la mâchoire, sous le menton, au devant de l'oreille gauche, sur la bosse pariétale droite, à l'occiput, sous l'angle gauche de la mâchoire, sous le menton, au devant de l'oreille droite, sur la bosse pariétale gauche, à l'occiput, puis on fait un circulaire du front; on double en suivant le même chemin, les jets de bande appliqués; enfin, on fait un nouveau circulaire du front. 2e temps : de l'occiput, on dirige la bande sur le menton en passant au dessous des oreilles de manière à faire un premier circulaire horizontal, qu'on double par un second, qui ne recouvre le menton que par la moitié supérieure de la largeur de la bande. 3e temps : de l'occiput où l'on a ramené le globe on revient sous le menton, on passe sur le bord inférieur du dernier circulaire horizontal du menton replié en arrière, et on recommence la manœuvre du premier temps; on termine enfin par un ou deux circulaires horizontaux du front.

SEPTIÈME LEÇON.

Croisé double de la mâchoire à deux globes. (Chevestre double.) (fig. 10, 6e leçon).

PRÉPARATION. — Bande de 9 mètres de long sur 4 centimètres 1/2 de large, roulée à deux globes à peu près égaux.

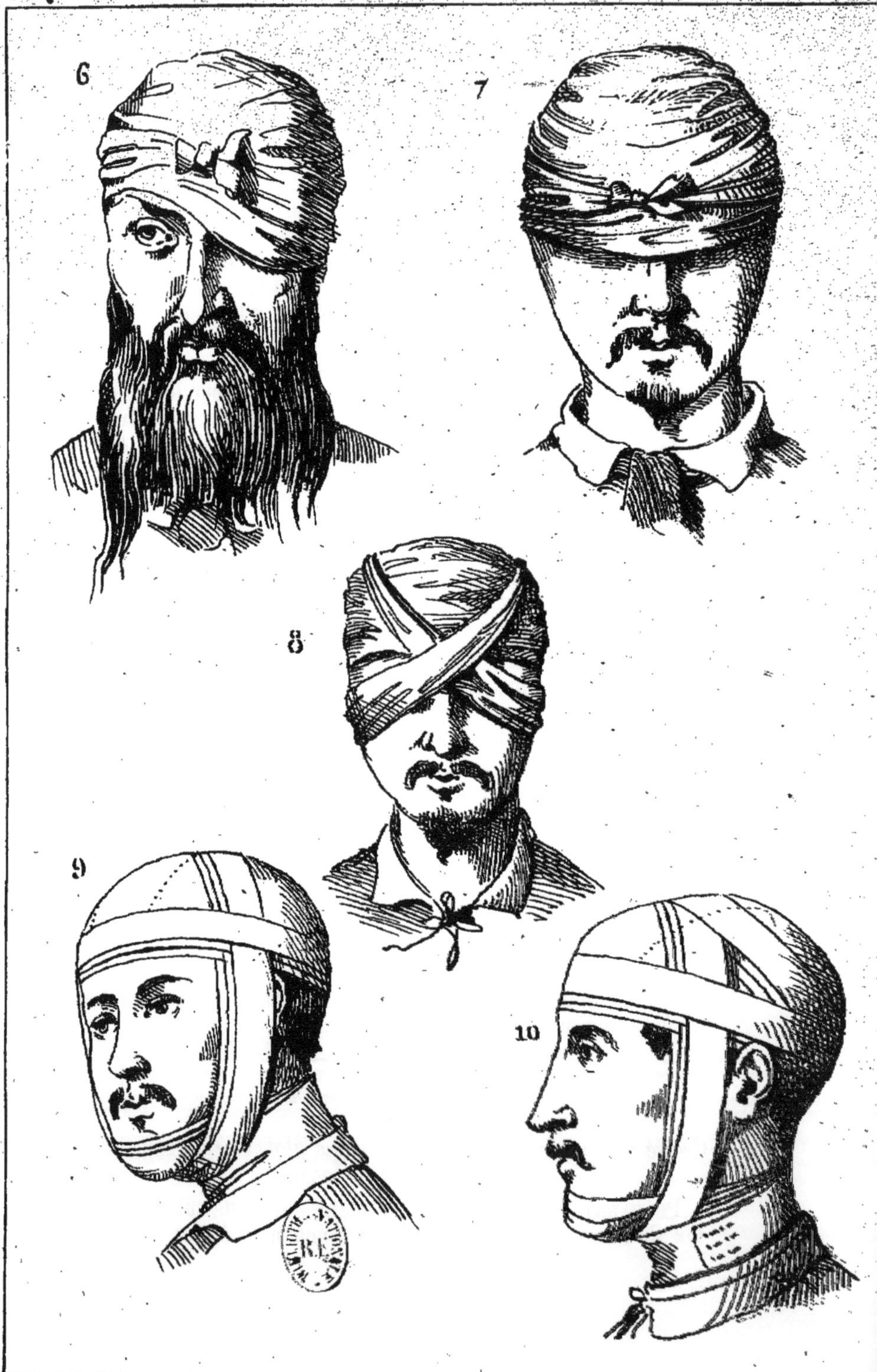
6
7
8
9
10

Mode d'application. — 1er temps : Le plein intermédiaire aux deux globes est appliqué sur le front, les deux globes portés horizontalement à l'occiput, croisés dans ce point après avoir été changés de main, dirigés derrière les angles de la mâchoire, croisés sous le menton, relevés au devant des oreilles, croisés une troisième fois sur le haut du front, puis conduits à la nuque, où, après un quatrième entrecroisement, l'un des globes reste immobile pendant que l'autre décrit un circulaire du front ; on répète identiquement la même manœuvre pour doubler les jets de bande ; 2e temps : de l'occiput, les deux globes sont portés sous les oreilles et entrecroisés sous le menton, puis ramenés à la nuque où on les entrecroise et portés une seconde fois sur le menton, en ayant la précaution de ne recouvrir ce dernier, que de la moitié supérieure des jets de bande entrecroisés sur ce point, ensuite ramenés à la nuque, enfin fixés après un dernier entrecroisement par un circulaire horizontal du front, fait avec un des deux globes. 3e temps : de l'occiput, on conduit les globes sous le menton, où on les croise sur le bord replié en arrière des jets mentonniers du 2e temps ; on les relève au devant des oreilles, et l'on répète l'opération du premier temps, pour terminer par des circulaires du front.

Triangle fronto-occipito-mentonnier (fig. 1).

Préparation. — Carré de 90 centim. de côté, plié en triangle.

Mode d'application. — La base du triangle est placée sur le front, les extrémités sont croisées à l'occiput sur le grand angle, ramenées sur les côtés du cou, croisées sous le menton, portées l'un en avant, l'autre en arrière des oreilles, et nouées sur le sommet de la tête ; le sommet de l'angle droit est relevé sur les extrémités croisées à l'occiput, et attaché par une épingle.

T *double du nez* (fig. 2).

Préparation, — Bande longue de 2 mètres, large de 2 centim. (un travers de doigt), sur le milieu de laquelle on coud perpendiculairement et à la distance de 3 centimètres environ, deux bandes verticales de même largeur et d'une longueur d'un demi-mètre.

Mode d'application. — La bande la plus longue a son milieu appuyé sur la lèvre supérieure, et les chefs sont portés à l'occiput et confiés à un aide ; les deux petites bandes sont relevées sur les côtés du nez, croisées sur sa racine, dirigées sur les bosses pariétales, et fixées à l'occiput par la grande bande dont les extrémités sont croisées, puis conduites horizontalement sur le frout et fixées en ce point par une rosette.

Bourse du nez (fig. 3).

Préparation. — On confectionne une bourse de la forme et de la grandeur du nez, avec deux ouvertures pour les narines ; on prépare une bande en T, dont la portion verticale a un demi-mètre de long et l'horizontale 2 mètres, toutes les deux 2 centimètres de large ; on pratique une boutonnière de la hauteur de la bourse, à l'origine de la branche verticale, et on coud la bourse au contour de cette boutonnière.

Mode d'application. — Le nez est placé dans la bourse ; la bande verticale est dirigée du côté du front sur le sommet de la tête et à l'occiput : la bande horizontale couvre la lèvre supérieure par son plein, et ses chefs sont dirigés sur les joues, sous les oreilles, entrecroisés à l'occiput sur l'extrémité de la bande verticale, et ramenés au front où on les fixe par une rosette.

T *de la bouche* (fig. 4).

Préparation. — Bande longue de 2 mètres, large de 5 centim. (deux travers et demi de doigt), sur la partie moyenne de laquelle on coud une bande de même largeur et de la longueur d'un demi-mètre ; au-dessous de la couture, une incision longitudinale de quatre travers de doigt est faite à la bande la plus longue ; au-dessus de la couture une incision en T renversé est pratiquée à la bande la plus courte.

Mode d'application. — La grande bande est placée sur la bouche à l'endroit de l'incision, les chefs sont dirigés sous les oreilles et tenus par un aide, la petite bande est dirigée de la lèvre supérieure à l'occiput en suivant la ligne médiane, et le nez est engagé dans l'incision en T renversé ; les chefs tenus par l'aide sont portés à l'occiput sur l'extrémité de la petite bande, croisés et conduits sur le front, où on les assujétit.

Bandage unissant des plaies verticales d'une lèvre(fig. 5).

Préparation. — Bande roulée à deux globes de 3 mètres de long et de 2 centimètres (deux travers de doigt) de large ; une compresse longuette pliée en double, large de trois travers de doigt, pouvant faire deux fois le tour de la tête verticalement ; deux compresses graduées prismatiques larges de 4 centimètres 1/2, longues de 9 centimètres, d'épaisseur variable suivant l'épaisseur des joues.

Mode d'application. — 1.er temps : Le plein de la compresse longuette est appliqué sur le synciput, et les chefs abaissés sur les

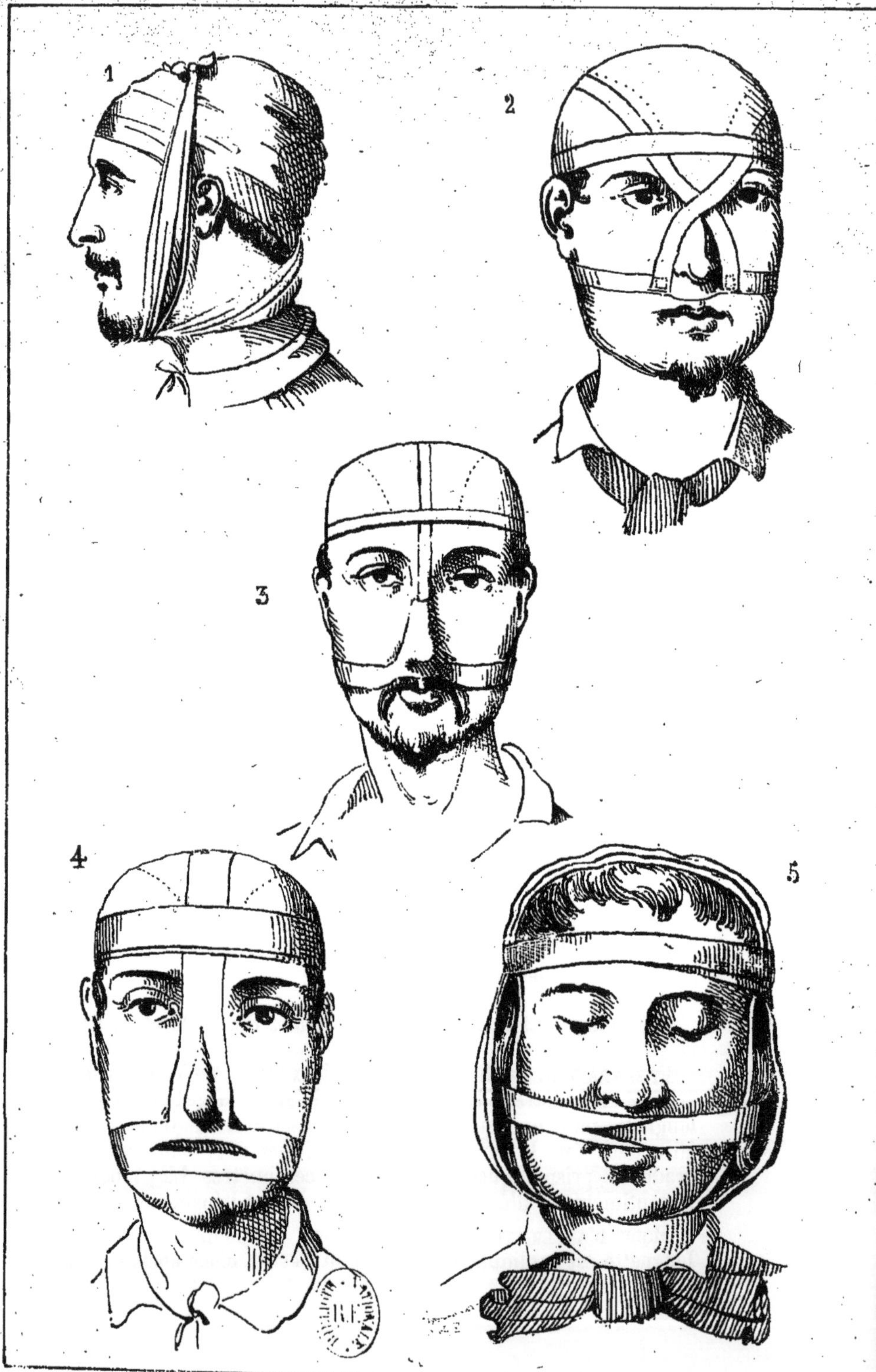
1
2
3
4
5

6

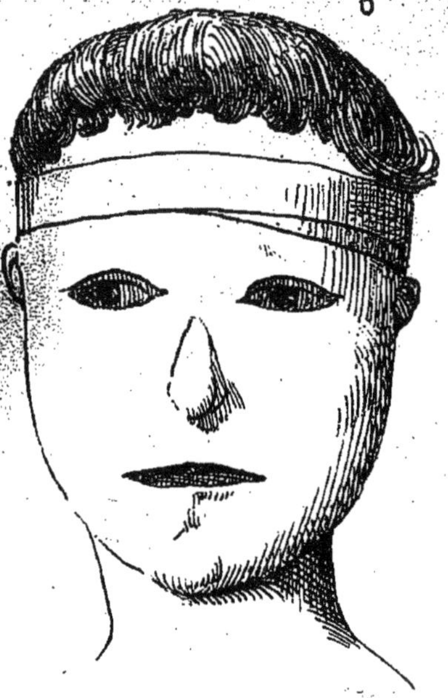

7

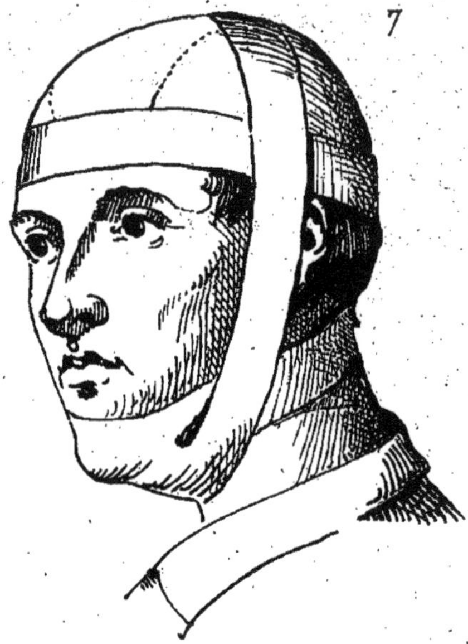

8

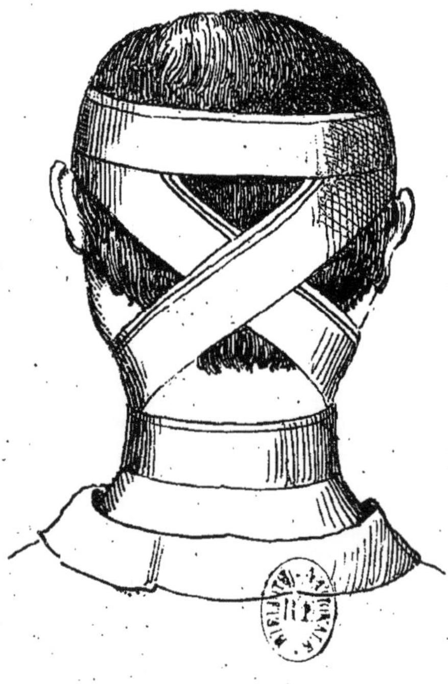

9

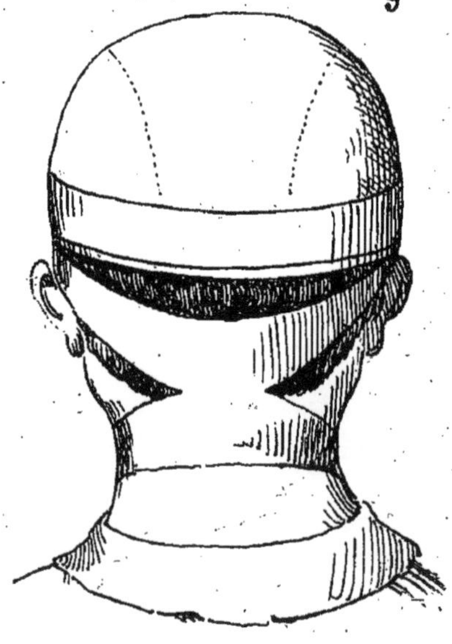

oreilles et entrecroisés sous le menton, où on les fait tenir par le malade ou par un aide; 2.e temps : le plein intermédiaire aux deux globes de la petite bande est appliqué sur le front, les globes conduits horizontalement à l'occiput, croisés en ce point et portés sous les oreilles; un aide place alors les compresses graduées par leur face la plus large sur les joues recouvertes de la compresse longuette, et repousse ces dernières d'arrière en avant, afin de relâcher la lèvre supérieure; 3.e temps : le chirurgien applique chaque globe sur les compresses graduées, pratique une incision longitudinale de quelques centimètres à un des pleins de la bande, passe l'autre globe dans la fente pratiquée, en faisant dégager des compresses graduées les mains de l'aide, tire en sens opposé sur les deux globes, porte ces derniers à l'occiput, les y croise, les ramène au front où il les fixe par une rosette; 4.e temps : les chefs de la compresse longuette sont relevés sur les joues et fixés sur le sommet de la tête.

Fronde de la face (masque, — fig. 6).

Préparation. — Carré de toile assez grand pour couvrir toute la face, auquel on pratique une ouverture pour le nez, deux pour les yeux et une dernière pour la bouche. A chaque angle de cette pièce, on fixe un ruban de 60 centimètres de long; aux rubans supérieurs viennent aboutir deux petits rubans qui partent du milieu des bords latéraux du bandage.

Mode d'application. — Le carré est appliqué sur la face, les rubans supérieurs noués à l'occiput, les inférieurs à la nuque.

Fronde du menton. (fig. 7).

Préparation. — Bande de 12 centimètres de large et d'un mètre 1/2 de long, qu'on fend à chaque extrémité en laissant un plein intact de six travers de doigt au milieu.

Mode d'application. — Le milieu du plein est placé sur l'angle du menton, les deux chefs supérieurs sont portés à l'occiput, en passant sous les oreilles, entrecroisés et conduits au front, où on les attache avec des épingles : les deux chefs inférieurs sont dirigés en haut sur les joues, en croisant la direction des chefs précédents qu'ils recouvrent, et sur le sommet de la tête où on les fixe.

Croisé de la tête et de la nuque. (fig. 8.)

Préparation. — Bande de 3 mètres 1/2 de long sur 5 centimètres de large (deux travers de doigt à leur base).

Mode d'application. — On fait d'abord deux circulaires horizontaux du front; arrivé à l'occiput, on descend sur la nuque par un jet oblique, puis autour du cou; on remonte sur la nuque et à l'occiput, en croisant le premier jet oblique; on fait un circulaire du front, et ainsi de suite jusqu'à l'épuisement du globe : il résule de cette manière une croix à la nuque et des circulaires au cou et au front.

Fronde de la nuque. (fig. 9.)

Préparation. — La même que pour la fronde du menton.

Mode d'application. — Le plein de la fronde est placé sur la nuque, les deux chefs supérieurs sont dirigés sur le front et les deux inférieurs autour du cou.

HUITIÈME LEÇON.

Bandages du membre supérieur.

Considérations générales. — Les bandes doivent avoir en général deux travers de doigt 1/2 de large, (5 à 6 centimètres) pour l'avant-bras et le bras, et 2 centimètres à 2 centimètres 1/2 pour les doigts. On appliquera autant que possible ces bandages par le point le plus éloigné du tronc, et en diminuant graduellement la pression de ce point au tronc.

Circulaire d'un doigt. (fig. 1).

Préparation. — Bandelette de 3 décimètres de long sur un travers de doigt de large.

Mode d'application. — On fait sur la partie du doigt à recouvrir des circulaires qui se superposent jusqu'à l'épuisement de la bandelette : on en fixe le chef terminal, par une petite épingle, un fil (A), une rosette (B), ou en fendant le chef en deux lanières que l'on noue (C).

Spiral d'un doigt. (fig. 1 D).

Préparation. — Bandelette de 2 mètres de long, d'un travers de doigt de large ou de 2 centimètres.

Mode d'application. — On fait 2 circulaires autour du poignet pour fixer le chef initial ; on dirige du dos du poignet le jet de bande sur la racine du doigt à recouvrir ; on décrit autour de ce doigt, un

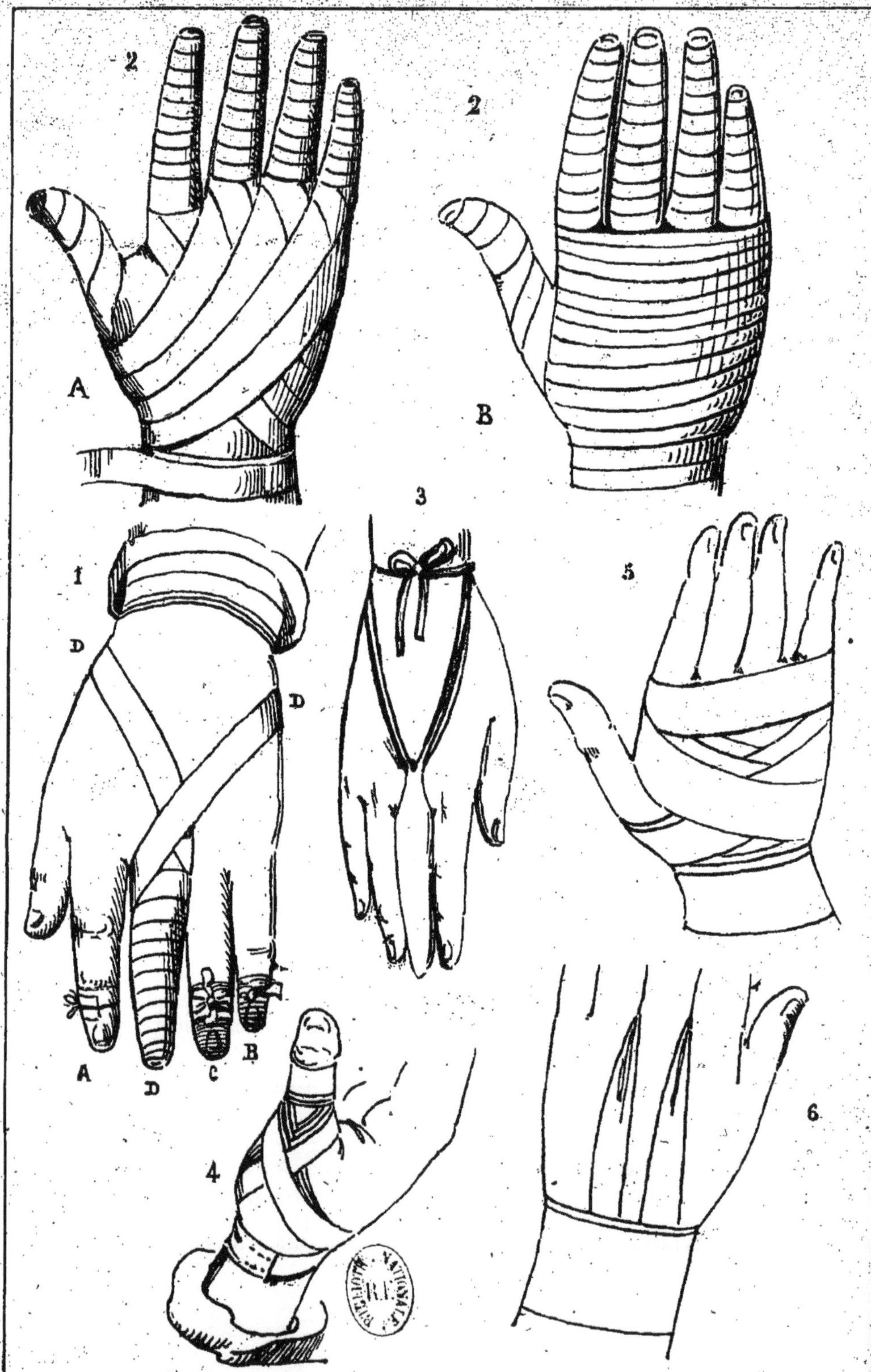
2
A
2
B
1
D
D
A
D
C
B
3
5
4
6

spiral écarté de la racine à l'extrémité libre ; on fait ensuite un spiral demi couvert en sens inverse ; arrivé à la racine du doigt, on retourne au poignet par un jet oblique qui croise le premier jet oblique venu du dos du poignet ; on termine le bandage par quelques circulaires du poignet.

Spiral des doigts. (Gantelet — fig. 2).

PRÉPARATION. — Bande de 12 mètres de long, d'un travers de doigt de large.

MODE D'APPLICATION. — 1er temps(A) : on fait deux circulaires autour du poignet pour fixer le chef initial, puis on décrit successivement autour de chaque doigt le spiral simple d'un doigt, en ayant le soin de terminer chaque spiral par un circulaire du poignet qui fixe les jets obliques. 2e temps(B) : après avoir garni la paume de la main de charpie ou de ouate, d'un des côtes du poignet on porte le jet de bande sur la racine du petit doigt, et l'on commence autour de la main un spiral demi couvert qu'on termine au poignet. Si le pouce n'est pas recouvert par la bande à sa base avant de terminer, on jette sur le point découvert un ou deux jets obliques dans le sens du spiral de ce doigt.

Gaine des doigts (fig. 3).

PRÉPARATION. — Doigt de gant détaché en lui conservant un prolongement de forme triangulaire en arrière. On adapte au sommet du triangle conservé, deux rubans de demi mètre de long.

MODE D'APPLICATION. — On engage le doigt dans la gaine ; on dirige obliquement les chefs du dos de la main sur chaque côté du poignet, on les croise en avant, et on les ramène de là sur le dos du poignet, où on les fixe en les nouant.

Croisé ou 8 du pouce et du poignet (fig. 4).

PRÉPARATION. — Bandes de deux mètres de long et d'un travers de doigt de large.

MODE D'APPLICATION. — On fait deux circulaires autour du poignet, pour fixer le chef initial ; on dirige le chef de bande obliquement sur le dos du pouce, on contourne la base de ce dernier par un circulaire et l'on revient au poignet en croisant le premier jet oblique ; on fait un circulaire autour du poignet, et l'on suit les mêmes contours jusqu'à la fin de la bande.

Croisé ou 8 postérieur de la main et du poignet (fig. 5).

PRÉPARATION. — Bande longue de 2 mètres, large de 2 travers

de doigt : on fixe le chef initial par deux circulaires du poignet; on dirige le jet obliquement, sur le dos de la main jusqu'à l'origine de l'index ou du petit doigt; on fait un circulaire autour des quatre derniers doigts, puis l'on ramène obliquement la bande au poignet en croisant le premier jet oblique; un circulaire est fait au poignet et les mêmes circuits sont décrits jusqu'à l'épuisement de la bande.

Le *croisé antérieur de la main et du poignet*, se fait de la même manière, seulement c'est à la paume de la main convenablement garnie de charpie ou de ouate que les jets obliques se croisent. On pourrait encore croiser les jets obliques sur le bord cubital en comprenant dans les anneaux du 8, les quatre métacarpiens d'une part et le poignet d'autre part : ce qui constituerait un *croisé latéral de la main et du poignet.*

T *simple de la main* (fig. 6)

Préparation. — Deux bouts de bande, l'un d'un demi mètre de long et de 2 à 3 travers de doigt de large, l'autre de même longueur et large d'un travers de doigt; le second cousu à angle droit sur le premier à un décimètre d'une des extrémités de celui-ci.

Mode d'application. — La large bande est appliquée en travers sur le dos du poignet, et la petite bande sur le dos de la main : celle-ci est portée sur un des espaces interdigitaux, puis à la paume de la main, et sur la face antérieure du poignet, où la large bande, en décrivant un circulaire, la maintient fixée; ce qui reste de la petite bande est renversé sur le circulaire de la grande, conduit sur la paume de la main, dans un second espace interdigital, sur le dos de la main et sur la face postérieure du poignet, et fixé par un nouveau circulaire de la grande bande ; on épuise cette dernière par des circulaires du poignet qui recouvrent les précédents.

T *double de la main* (fig. 6).

C'est le bandage précédent, seulement au lieu d'une seule bande étroite, il y en a deux, cousues à un travers de doigt de distance. On l'applique de la même manière, en passant deux fois dans les mêmes espaces interdigitaux, ou bien en en recouvrant quatre.

T *perforé de la main* (fig. 7).

Préparation. — Une compresse de la largeur de la main, et longue de 25 centimètres, cousue par un de ses chefs perpendiculairement, sur le milieu d'une bande d'un demi mètre de long et de deux travers de doigt de large. On pratique quatre trous ronds ayant un peu plus qu'un travers de doigt de diamètre, suivant une ligne légè-

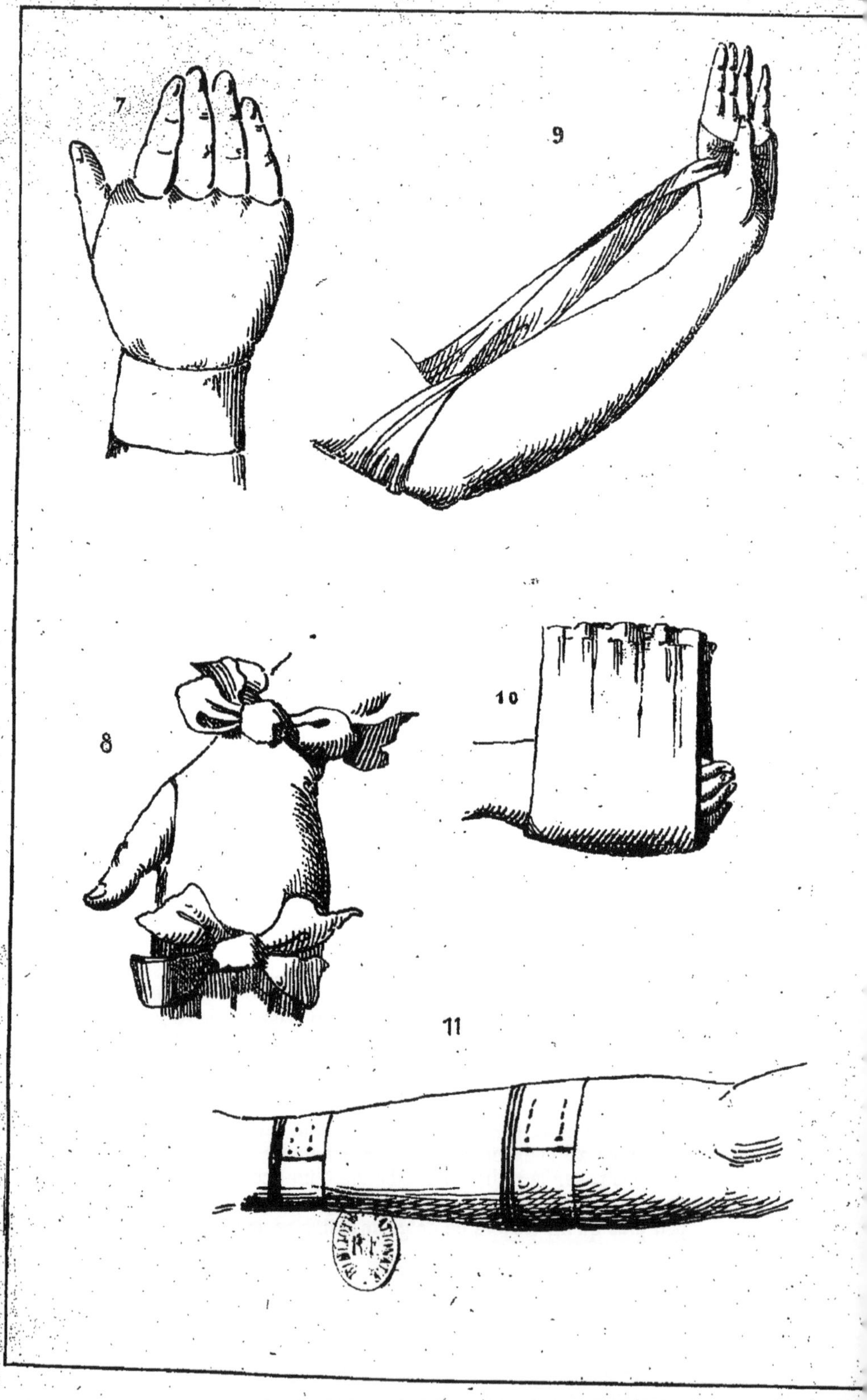
7
9
8
10
11

rement courbe à concavité, dirigée vers la couture, et à 10 centimètres environ de cettte couture.

MODE D'APPLICATION. — On engage les 4 derniers doigts dans les trous, l'extrémité libre de la compresse regardant la paume de la main contre laquelle on l'applique; on porte l'autre extrémité avec la bande qui lui est cousue sur le dos du poignet; on termine par des circulaires de la bande, qui fixent le chef de la compresse appliquée sur la paume de la main.

Fronde de la main (fig. 8).

PRÉPARATION. — Bande de 60 à 70 centimètres de long, de 4 travers de doigt de large, fendue à chaque chef jusqu'à 4 travers de doigt du milieu.

MODE D'APPLICATION. — Le plein est appliqué sur le dos de la main, les chefs inférieurs sont portés autour de la base de quatre derniers doigts, croisés au devant et ramenés sur le dos de la main où on les noue; les chefs supérieurs embrassent circulairement le poignet, sont croisés en avant et noués sur sa face dorsale.

Croisé postérieur de la main et du coude (fig. 9).

PRÉPARATION. — Bande de 4 mètres de long et de deux travers de doigt de large.

MODE D'APPLICATION. — La main étendue sur l'avant-bras, celui-ci fléchi sur le bras et dans la pronation, on fait un circulaire autour de la base des quatre derniers doigts; on conduit le jet de bande obliquement sur l'avant-bras et jusqu'à l'extrémité inférieure du bras, on fait un circulaire autour de cette partie; puis on ramène à la base des doigts, la bande, en croisant par un nouveau jet oblique le premier jet conduit sur l'avant-bras; on fait un nouveau circulaire à la main, et on recommence la même marche jusqu'à la fin.

Echarpe de la main (fig. 10).

PRÉPARATION. — Compresse longuette aussi large que la main est longue.

MODE D'APPLICATION. — On la passe sous le bord cubital de la main, et les deux chefs rapprochés sont fixés par des épingles, sur les vêtements qui recouvrent la poitrine du malade.

Circulaire du poignet ou de l'avant-bras (fig. 11).

PRÉPARATION. — Bande longue d'un mètre, large de deux travers de doigt.

MODE D'APPLICATION. — Premier circulaire qui fixe le chef initial, et qui est recouvert par d'autres circulaires jusqu'à la fin de la bande.

NEUVIÈME LEÇON.

Spiral de l'avant-bras (fig. 1).

PRÉPARATION. — Bande de 5 mètres de long, deux travers de doigt et demi de large.

MODE D'APPLICATION. — On fait deux circulaires autour du poignet, pour fixer le chef initial, puis on remonte le long de l'avant-bras en décrivant des tours de spires ou doloires qui se recouvrent aux deux tiers ; comme la partie est conique, afin d'éviter les godets, on fait à chaque tour un renversé de haut en bas sur la face antérieure ou postérieure de la partie. On termine par quelques circulaires au pli du bras.

Spiral du coude (fig. 2).

PRÉPARATION. — Bande de 2 mètres de long et de deux travers de doigt et demi de large.

MODE D'APPLICATION. — On fixe le chef initial par deux circulaires autour de l'extrémité supérieure de l'avant-bras ; on remonte par des doloires qui se recouvrent aux deux tiers jusqu'à l'extrémité inférienre du bras, en faisant des renversés de haut en bas et de bas en haut successivement. On termine par un ou deux circulaires.

Croisé ou 8 du coude (bandage après la saignée, — fig. 3).

PRÉPARATION. — Bande de 2 mètres de long, large de deux travers de doigt.

MODE D'APPLICATION. — L'avant-bras étant demi-plié sur le bras, on laisse pendre 1 décimètre 1/2 du chef initial, sur le côté externe de l'extrémité inférieure du bras ; on conduit obliquement le jet de la bande sur le pli du bras, vers le côté interne de l'avant-bras. on contourne la face postérieure de l'avant-bras ; arrivé au côté externe, on remonte obliquement le jet de bande sur le pli du bras, en croisant le premier jet oblique ; on passe derrière l'extrémité inférieure du bras, immédiatement au-dessus du coude, et l'on arrive au point de départ : on décrit les mêmes contours jusqu'à ce qu'il reste un décimètre ou deux de bande ; on fait alors un circu-

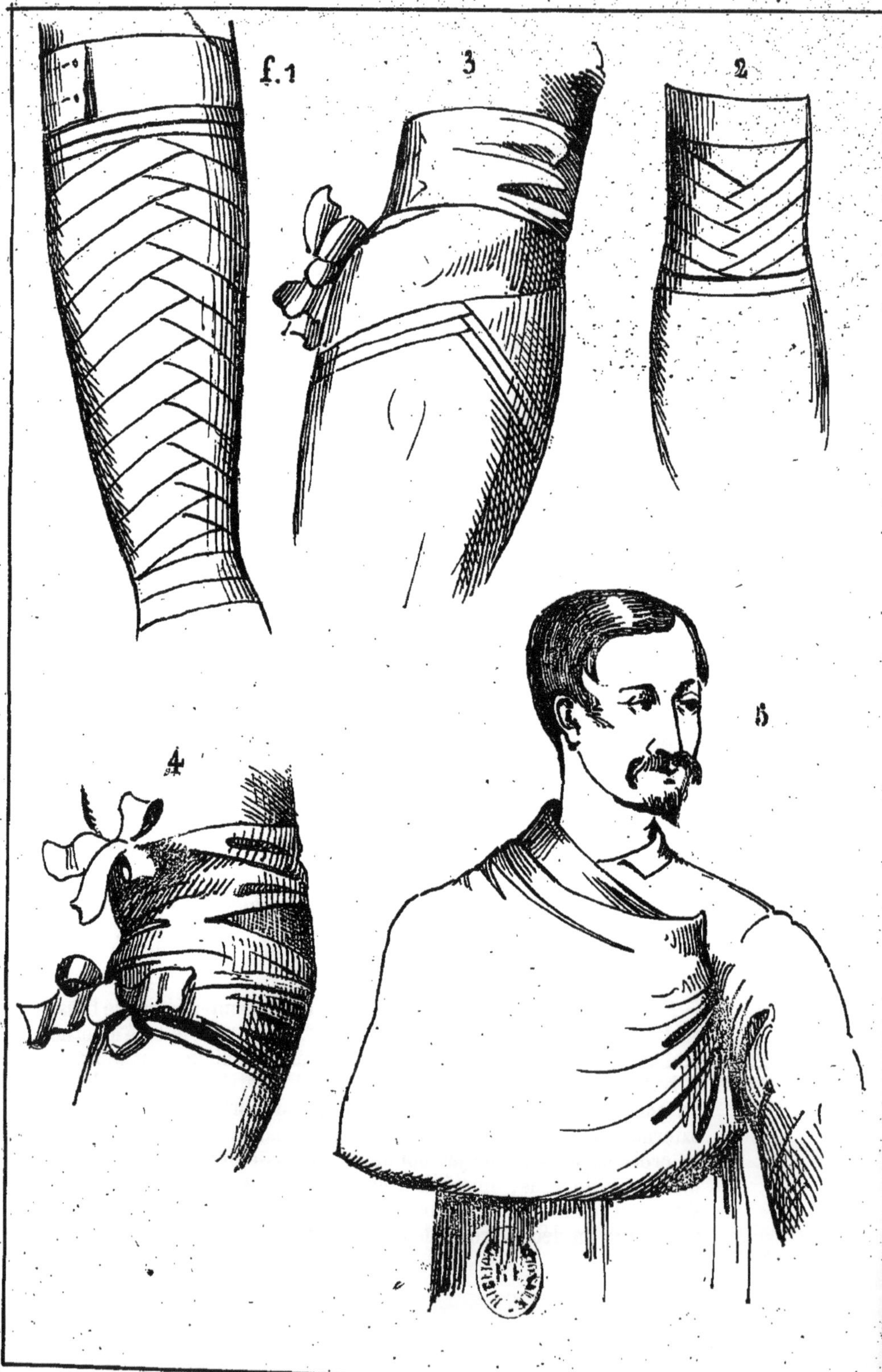
f.1
3
2
4
5

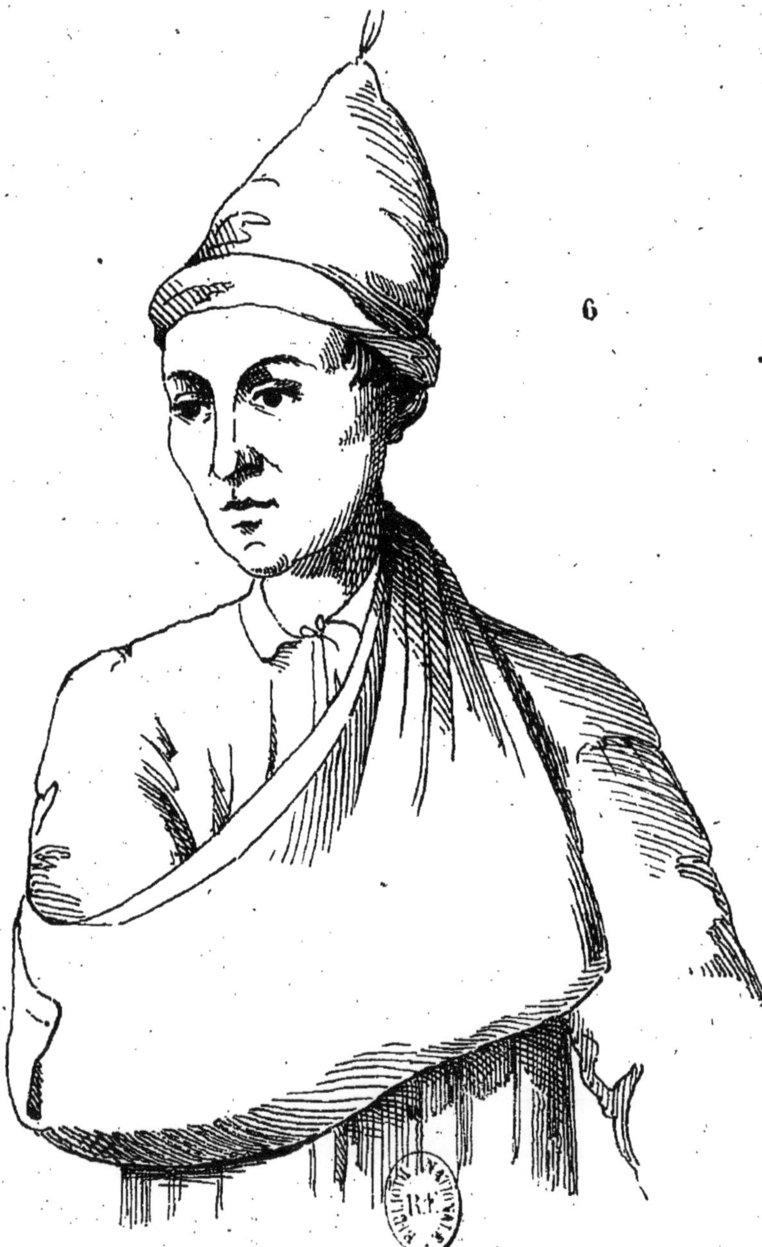

6

laire autour du bras, et on noue le chef terminal sur la face externe de l'extrémité du bras avec le chef initial que l'on a laissé pendre ; une rosette assujétit le nœud.

On peut ne pas laisser pendre le chef initial et fixer le chef terminal au moyen d'une épingle.

Fronde du pli du bras (fig. 4).

PRÉPARATION. — Bande de 70 centimètres de longueur, d'une largeur de quatre travers de doigt, fendue à chaque extrémité jusqu'à deux travers de doigt et demi du milieu.

MODE D'APPLICATION. — Le plein est appliqué sur le pli du bras. Les chefs inférieurs contournent en dedans et en dehors l'extrémité supérieure de l'avant-bras, sont croisés en arrière et ramenés en avant pour être assujétis par un nœud et une rosette. Les chefs supérieurs sont dirigés en dedans et en dehors de l'extrémité inférieure du bras, croisés en arrière, ramenés en avant, et fixés par un nœud et une rosette.

La fronde du coude s'applique de la même manière et nécessite la même préparation : la seule différence, c'est que le plein recouvre le coude et que les chefs sont noués en arrière.

Echarpe quadrilatère (fig. 5).

PRÉPARATION. — Serviette rectangulaire d'un mètre de long et de 85 centimètres de large.

MODE D'APPLICATION. — Les angles d'un des grands côtés sont noués sur le dos du malade, le tronc étant embrassé par ce côté un peu audessus du coude ; l'avant-bras est fléchi à 90 degrés sur le bras et appliqué contre le tronc ; on relève alors les deux angles libres, jusqu'au devant du coude, de manière à ce que l'avant-bras soit bien soutenu ; l'angle du côté malade est porté sur l'épaule du même côté ; puis on roule le bord qui lui fait suite, pour pouvoir engager l'autre angle sous l'aisselle du côté sain, et le nouer en arrière, avec l'angle qui passe sur l'épaule du côté malade.

Grande écharpe de PETIT (fig. 6).

PRÉPARATION. — Plein de toile de fil, ou de coton d'un mètre de côté, plié en triangle.

MODE D'APPLICATION. — L'avant-bras fléchi est placé au milieu du plein triangulaire, le sommet de l'angle droit correspondant au coude, le grand bord correspondant à la main. Les deux angles qui terminent ce bord sont portés, le plus extérieur sur l'épaule du côté sain; l'autre, au dessous de l'aisselle du côté malade et noués sur le dos. Les deux angles droits superposés sont pliés au coude, suivant la direction de l'avant-bras, et ramenés d'arrière en avant sur le plein, pour y être fixés.

Echarpe à base oblique (fig. 7).

PRÉPARATION. — Plein de linge d'un mètre de côté plié en triangle.

MODE D'APPLICATION. — L'avant-bras fléchi est placé au milieu du plein triangulaire, comme pour l'application du bandage précédent; les deux angles qui terminent le grand bord sont dirigés, le plus extérieur sur l'épaule du côté malade, l'autre sous l'aisselle du côté sain, et noués sur le dos; les angles droits superposés sont ramenés d'arrière en avant, pliés sur le coude, et fixés.

Echarpe triangulaire à base verticale. (Echarpe ordinaire. — (fig. 8).

PRÉPARATION. — La même que pour les deux bandages précédents.

MODE D'APPLICATION. — L'avant-bras fléchi est placé dans le plein triangulaire, comme précédemment; les petits angles sont conduits, le plus extérieur sur l'épaule du côté malade, l'autre sur l'épaule saine, et noués à la nuque; les angles droits superposés sont pliés et ramenés pour embrasser le coude, d'arrière en avant, puis fixés sur le plein; si l'on ne veut pas embrasser le coude, on replie les angles entre le plein et l'avant-bras. Afin d'éviter le nœud des angles à la nuque, M. Mayor a proposé de les nouer sur la poitrine, de jeter une cravate sur le cou, d'en nouer le chefs au-devant de la poitrine, de manière à former un lac, dans lequel sont engagés les petits angles noués de l'écharpe.

Circulaire du bras. (Avant la saignée. — fig, 9).

PRÉPARATION. — Bande longue de 75 centimètres à 1 mètre, large de quatre travers de doigt, déroulée et pliée en deux dans le sens de sa largeur.

MODE D'APPICATION. — On saisit le milieu du plein entre le pouce et l'index des deux mains, le pli longitudinal dirigé en bas, et on l'applique à deux centimètres au-dessus du pli du bras; on conduit les chefs en dedans et en dehors, on les croise en arrière, puis on les ramène sur le côté externe, où on les fixe par une simple rosette à anse supérieure.

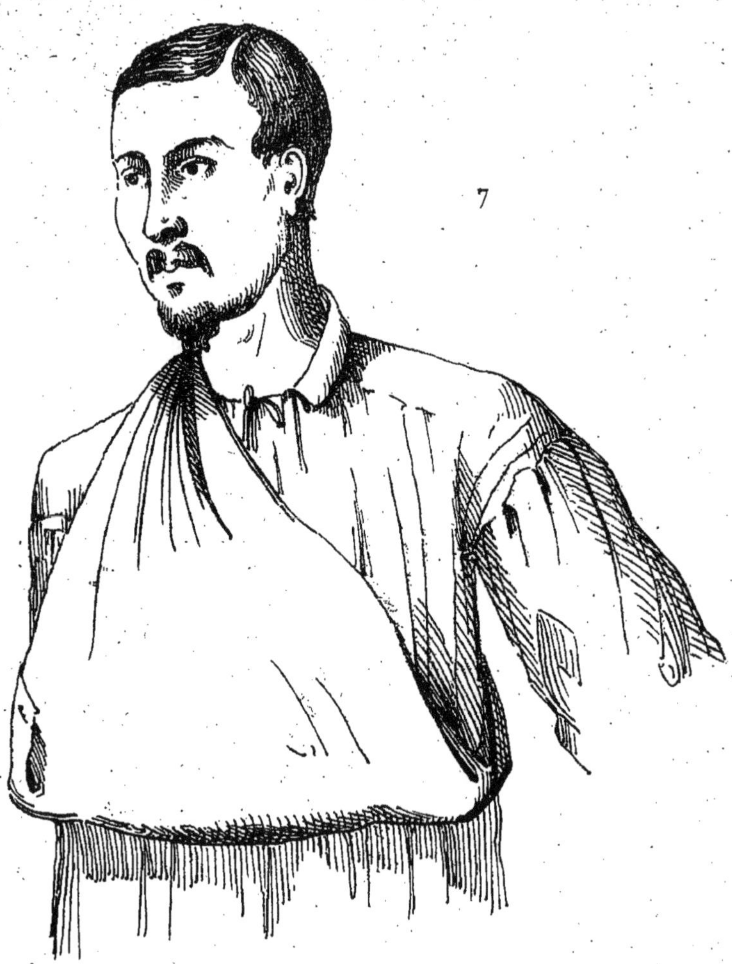

7

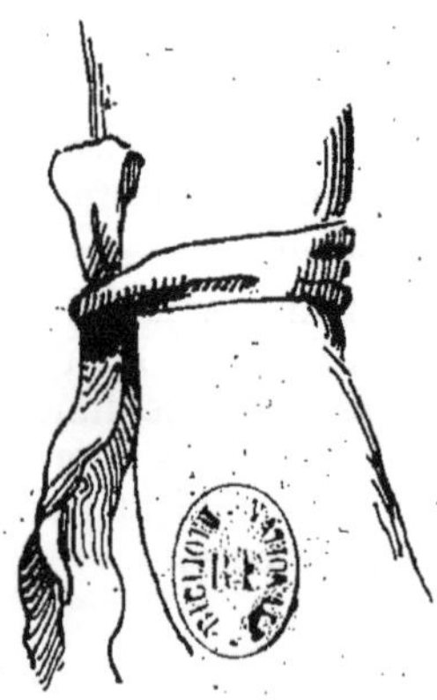

9

8

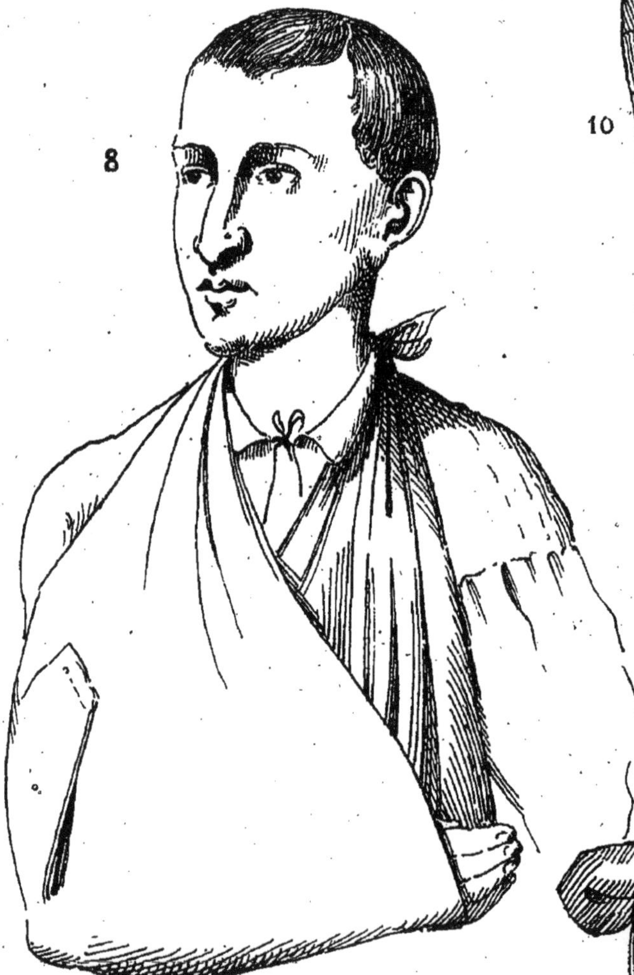

10

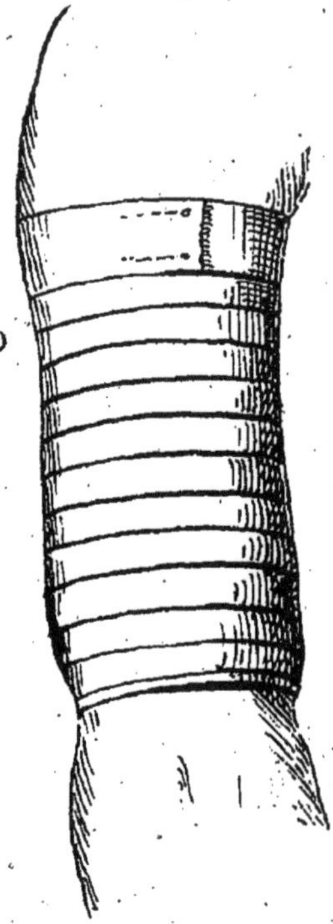

11

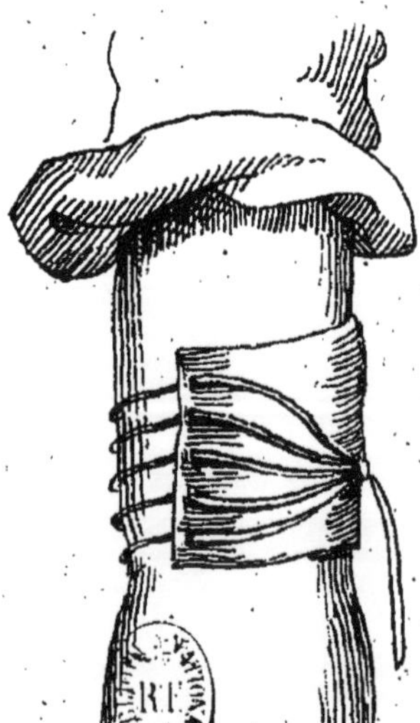

Spiral du bras. (fig. 10).

PRÉPARATION.—Bande de 3 mètres de long, deux travers de doigt et demi de large.

MODE D'APPLICATION.—On fixe le chef initial par un circulaire au-dessus du pli du bras, on remonte par des doloires qui se recouvrent aux deux tiers jusqu'au creux de l'aisselle, ou l'on termine le bandage par un ou deux circulaires.

Lacé du bras. (fig. 11).

PRÉPARATION. — Plein quadrilatère de plusieurs doubles de linge de quatre à six travers de doigt de hauteur, un peu moins grand en largeur que la circonférence du bras; les deux extrémités sont munies d'œillets. On lace ce petit appareil comme un corset ou une bottine.

MODE D'APPLICATION. — On peut mettre des œillets à une extrémité seulement, fixer des bouts de lacets en nombre égal aux œillets à l'autre extrémité, et réunir les lacets en un seul ruban après les avoir faits traverser les œillets; on lace de cette manière d'un seul coup en tirant sur le ruban qui réunit les lacets.

DIXIÈME LEÇON.

Fronde de l'épaule. (fig. 1re).

PRÉPARATION. — Bande longue de 2 mètres, large de cinq à six travers de doigts, fendue à ses deux extrémités jusqu'à quatre travers de doigt de son milieu.

MODE D'APPLICATION. — Le plein est appliqué sur l'épaule, les deux chefs supérieurs sont conduits en arrière et en avant sur le thorax, croisés sous l'aisselle de l'épaule opposée, ramenés ensuite au point de départ où on les fixe par un nœud à rosettes; les chefs inférieurs sont croisés sous l'aisselle du côté malade, et de là ramenés circulairement autour de l'extrémité supérieure du bras, où on les fixe par plusieurs circulaires, puis par un nœud et une rosette double.

Bonnet de l'épaule. (fig. 2.)

PRÉPARATION.—Triangle de 90 centimètres de côté plié en deux.

MODE D'APPLICATION. — On contourne le bras à l'empreinte deltoïdienne avec la base du triangle, le sommet étant dirigé en haut, et les deux bouts arrêtés par un nœud en dehors du membre; on attache ensuite le milieu d'un ruban de 2 mètres au sommet du triangle, l'on porte les chefs en avant et en arrière de la poitrine, sous l'aisselle du côté sain, où on les croise pour les ramener au point de départ, et on les fixe par un nœud ou une rosette.

Fronde de l'aisselle à six chefs.

C'est le bandage de Galien appliqué à l'aisselle: le plein est placé sous l'aisselle, les chefs moyens noués sur l'épaule, les chefs internes portés devant et derrière la poitrine, et noués sous l'aisselle saine, les externes épuisés autour du bras.

Bandage roulé de tout le membre supérieur. (fig. 3.)

C'est la réunion du gantelet, du spiral de l'avant-bras, du spiral du bras, faisant un tout continu de l'extrémité des doigts à l'épaule.

Invaginé des plaies longitudinales du membre supérieur. (fig. 4.)

Préparation.—Bande longue de 1 mètre 1/2, d'une largeur égale à celle de la plaie; deux compresses graduées prismatiques un peu plus longues que la bande est large. On fend le chef initial de la bande en deux lanières de 25 centimètres, et l'on pratique deux fenêtres d'un décimètre de long, à deux décimètres environ de distance des lanières.

Mode d'application. — Les compresses graduées sont appliquées parallèlement à la direction de la plaie et à 1 centimètre de ses lèvres, et maintenues par un aide; le milieu du plein intermédiaire aux lanières et aux fenêtres est placé sur la partie du membre opposée à la blessure; les lanières sont portées à la rencontre des fenêtres et sur les compresses graduées; on engage les lanières dans les ouvertures, et on tire en sens inverse jusqu'à ce que les lèvres de la plaie soient affrontées. On fait avec ce qui reste de bande, des circulaires qui fixent les lanières.

Invaginé des plaies en travers du membre supérieur. (fig. 5.)

Préparation. — Deux compresses longuettes d'un demi mètre de longueur et de la largeur de la plaie: l'une fendue à une de ses extrémités en deux ou trois chefs dans l'étendue de 25 centimètres, l'autre offrant dans son milieu deux ou trois fenêtres de 5 à 8 centimètres de longueur; deux compresses graduées un peu plus longues que la plaie est large; deux bandes longues de 2 mètres et larges de deux travers de doigt et demi.

Mode d'application. — 1er temps. La compresse fendue est

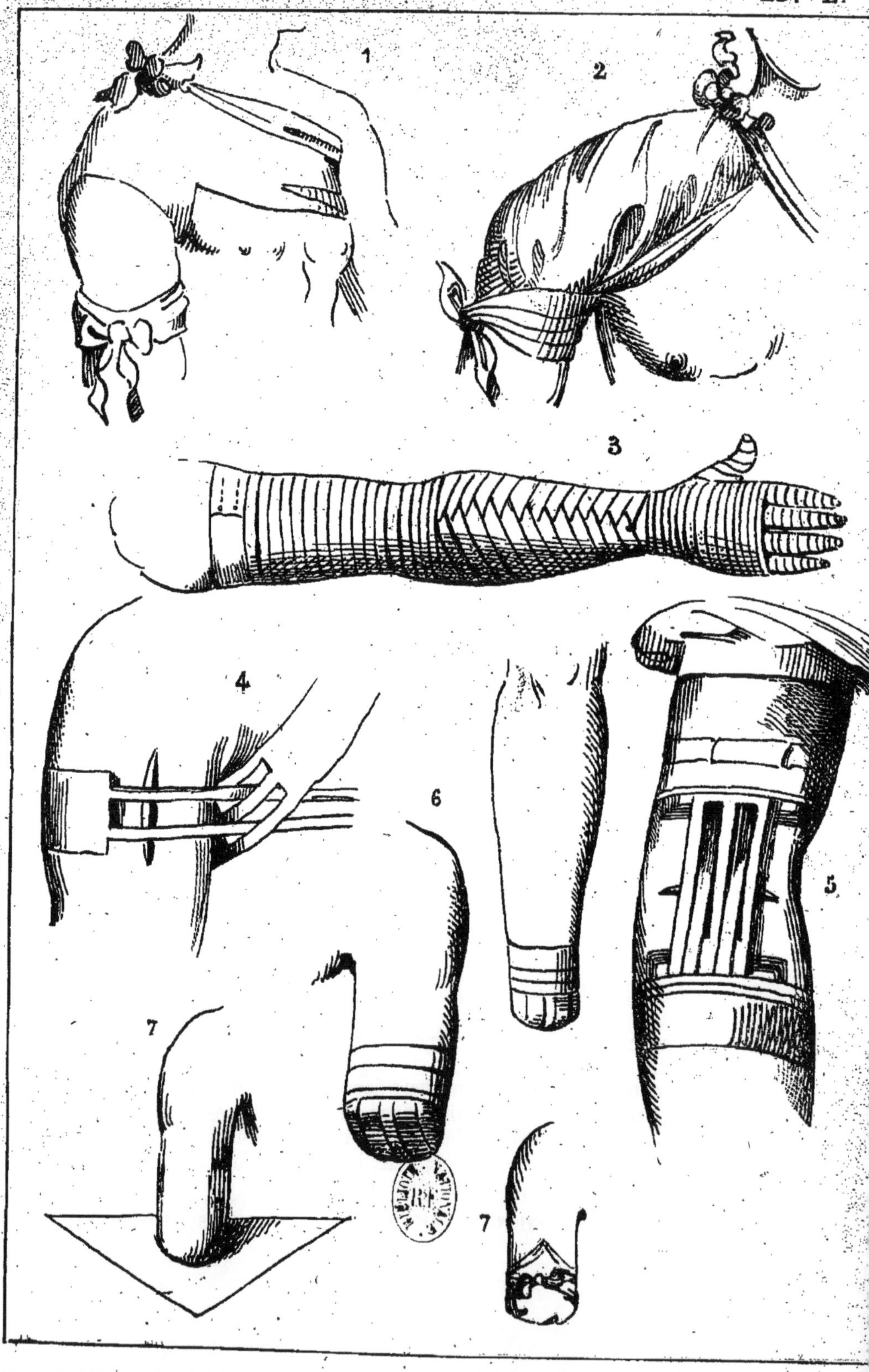
1
2
3
4
6
5
7
7

appliquée longitudinalement à un décimètre au-dessous de la plaie, les chefs dirigés du côté de la blessure, de telle façon que le milieu de cette compresse soit éloigné d'un décimètre de la lèvre inférieure de la solution de continuité; on jette ensuite deux circulaires sur le milieu de cette compresse, au moyen d'une des bandes; on renverse l'extrémité inférieure de cette compresse de bas en haut sur ces premiers circulaires; on fait un 3e circulaire, on renverse de nouveau l'extrémité inférieure de la compresse, mais de haut en bas, et l'on fait encore deux circulaires pour la fixer: on confie le globe de bande qui n'est pas encore épuisé à un aide. 2e temps: on fixe de la même manière et au moyen de la 2e bande la compresse fenêtrée, à 1 décimètre du bord libre de la lèvre supérieure de la plaie. 3e temps: les compresses graduées sont placées sur les bords de la blessure; les chefs de la compresse fendue sont passés dans les ouvertures de l'autre compresse, et l'on tire en sens inverse les deux compresses jusqu'à ce que les lèvres de la plaie soient bien rapprochées; on fixe enfin chaque extrémité portée en sens inverse, par les circulaires faits avec les globes de bande confiés aux aides, en ayant soin de renverser les chefs fendus et le plein qui continue les fenêtres, à chaque circulaire que l'on fait.

Capeline pour les amputations du bras et de l'avant-bras. (fig. 6.)

Préparation.—Bande de 2 à 3 mètres de long et de deux travers de doigt de large.

Mode d'application. — On fait deux circulaires à trois ou quatre travers de doigt de la plaie; arrivé sur la face antérieure du membre, on pratique un renversé qu'on soutient, et le jet de bande est dirigé sur le moignon d'arrière en avant: on pratique à la face postérieure un nouveau renversé qui rend à la bande la direction horizontale, et permet de faire un circulaire qui fixe les renversés; on continue de la même façon jusqu'à ce que toute la surface du moignon soit recouverte de jets de bande récurrents, et l'on fixe le tout par des circulaires. On peut encore faire tous les jets récurrents à la suite les uns des autres sans intermédiaire de circulaires.

Bonnet de moignon. (fig. 7.)

Préparation. —Plein triangulaire de 80 centimètres de côté; on plie ce plein en double.

Mode d'application. — La base du triangle est placée sous le moignon qui est recouvert par l'angle droit relevé; les angles qui continuent la base sont croisés sur le sommet de l'angle droit et fixés après cet entrecroisement sur les côtés, ou noués.

ONZIÈME LEÇON.

Circulaire d'un orteil. (fig. 1 A.)

Préparation.—Bandelette d'un travers de doigt de large, de 20 à 50 centimètres de long.

Mode d'application. — On fait avec cette bandelette des circulaires superposés autour d'un orteil, on fixe le chef initial avec du fil, ou un nœud à rosette.

Spiral d'un orteil. (fig. 1. B).

Préparation. — Bandelette d'un mètre de long, et d'un travers de doigt de large.

Mode d'application. — On fait deux circulaires sur les malléoles, on conduit le jet obliquement sur le dos du pied vers la base de l'orteil, on continue par un spiral écarté de la base à l'extrémité libre de l'orteil, puis on ramène de ce dernier point un spiral demi couvert jusqu'à la base de l'orteil; on épuise la bande par des circulaires du bas de la jambe.

Spiral des orteils.

Préparation. — Bande de 8 à 10 mètres de long, d'un travers de doigt de large.

Mode d'application. — On fait successivement à chaque orteil, le spiral d'un orteil précédemment décrit, ce qui constitue le 1er temps de l'opération. Dans le 2e temps, on conduit un spiral, des orteils jusqu'au coude-pied; on termine enfin par le croisé du pied et de la jambe que nous décrirons plus tard (3e temps).

Huit d'un orteil. (fig. 2).

Préparation.—Bande d'un mètre de long, d'un travers de doigt de large.

Mode d'appication. — On fait deux circulaires autour de la jambe, pour fixer le chef initial; on croise obliquement par le jet de bande, le dos du pied jusqu'à la base de l'orteil, que l'on contourne, on ramène le jet de bande sur le dos du pied, en croisant le premier jet oblique, et l'on revient faire un circulaire autour des malléoles; on suit les mêmes contours jusqu'à l'épuisement de la bande.

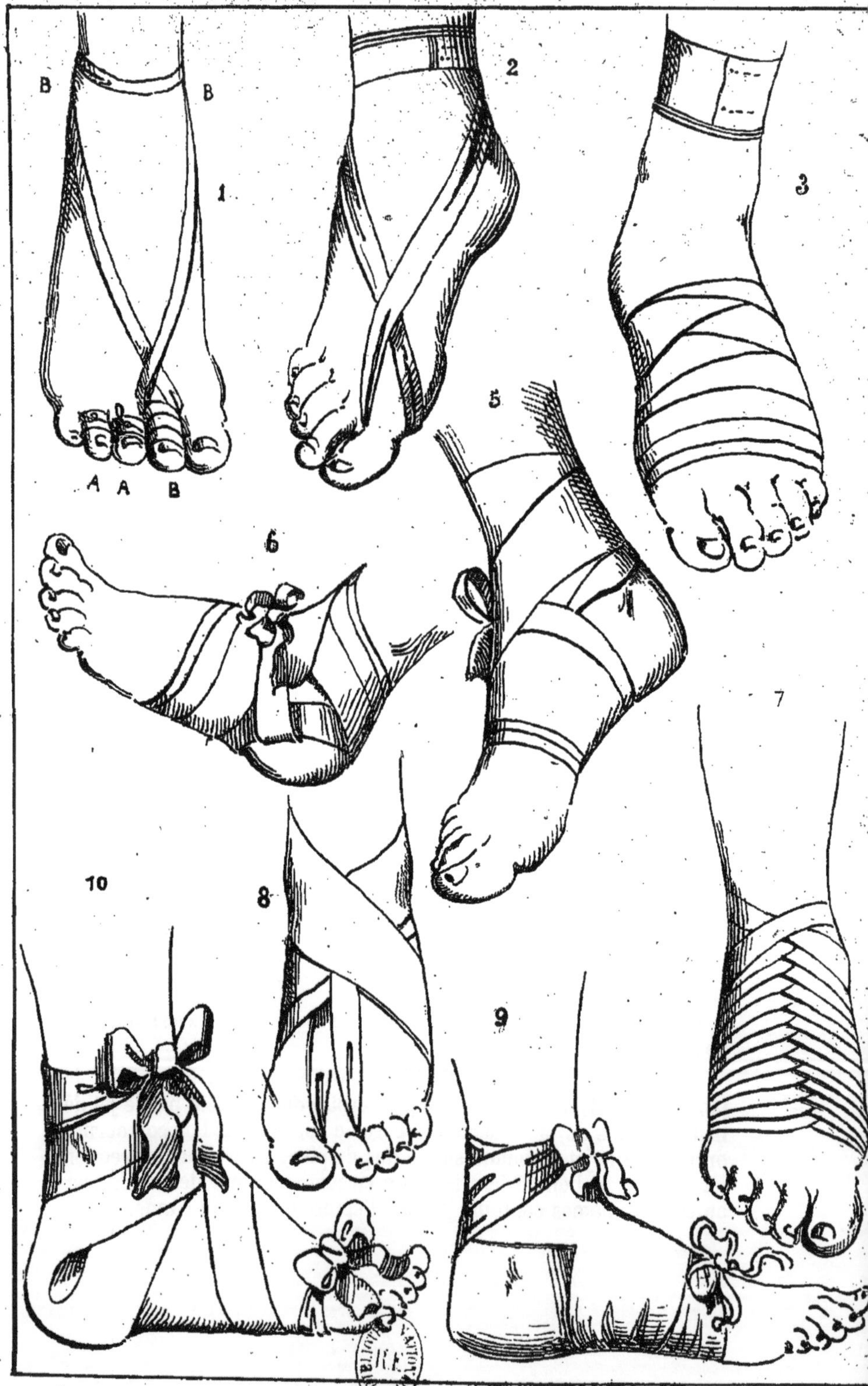
1
2
3
B
B
A A B
5
6
7
10
8
9

Circulaire de pied.

PRÉPARATION. — Bande d'un mètre de long et de deux travers de doigt de large.

MODE D'APPLICATION. — On comprend dans un premier circulaire le pied au niveau de la partie moyenne des métatarsiens, et l'on recouvre ce circulaire par d'autres circulaires jusqu'à la fin de la bande.

Spiral du pied. (fig. 3.)

PRÉPARATION. — Bande d'un mètre 1/2 de long, de deux travers de doigt de large.

MODE D'APPLICATION. — On fixe le chef initial par un circulaire autour de la base des orteils. On conduit ensuite un spiral dont les doloires se recouvrent aux deux tiers jusqu'au coude-pied, en faisant quelques renversés de haut en bas; pour donner plus de solidité au bandage, on peut le terminer en croisant le coude-pied avec le jet de bande faisant un circulaire autour des malléoles, et revenant jeter un nouveau jet oblique qui croise le premier sur le coude-pied, finir par un ou deux circulaires du pied.

Huit du pied et de la jambe. (Après la saignée, étrier.—fig. 5.)

PRÉPARATION.—Bande longue de 2 ou 3 mètres et large de deux travers de doigt.

MODE D'APPICATION. — On laisse pendre sur le côté externe de la jambe 15 centimètres du chef initial, on fait ensuite un circulaire autour de l'extrémité inférieure de la jambe; on dirige le jet de bande obliquement sur le coude-pied, puis on fait un circulaire du pied; on revient à la jambe par un nouveau jet oblique qui croise le premier sur le coude-pied; l'on fait un nouveau circulaire de la jambe, et l'on décrit les mêmes circuits jusqu'à ce qu'il ne reste plus que 15 à 20 centimètres du chef terminal; alors on noue le chef initial laissé pendant, et on fixe le nœud par une rosette sur la malléole externe.

Huit composé de la jambe et du pied. (fig. 6.)

PRÉPARATION. — Bande de 3 mètres de long et large de deux travers de doigt; un bout de bande de même largueur, long d'un demi-mètre.

MODE D'APPLICATION. — On jette le milieu du bout de bande sur le cou-de-pied, et les chefs sont conduits en dehors et en dedans sur les côtés du talon, puis confiés à un aide; on saisit l'autre bande dont on fixe le chef initial par deux circulaires au niveau des malléoles; on descend de là obliquement sur le coude-pied, on fait un circulaire du pied; on conduit le jet obliquement de la plante du pied sur un des côtés du talon, sur le tendon d'Achille, à la jambe où l'on fait un nouveau circulaire; puis un nouveau jet oblique sur le coude-pied qui croise le premier jet et un circulaire autour du pied; on passe de la plante du pied sur le côté du talon qui n'a pas encore été recouvert, sur le tendon d'Achille; on fait un circulaire à la jambe, et on suit la même marche compliquée jusqu'à la fin de la bande. On relève ensuite de haut en bas les deux chefs du bout de bande confiés à l'aide, et on les noue sur le coude-pied.

Huit du pied et la jambe. (Variété, bandage des entorses.—fig. 7.)

Préparation.— Bande de 8 à 12 mètres de long, d'un travers de doigt et demi de large.

Mode d'exécution. — Le chef initial est appliqué sur un des côtés du talon, conduit sur le dos du pied qu'il croise, au-dessous des orteils, sur le dos du pied, sur le côté du talon opposé au point de départ, sur la face postérieure du talon et enfin sur le chef initial. On continue de décrire de bas en haut des 8 de chiffre qui se recouvrent aux trois quarts, jusqu'à ce que la bande soit épuisée.

T *du pied.* (fig. 8.)

Préparation. — La même que pour le T de la main, la large bande un demi mètre plus longue.

Mode d'application. — Le plein du T est appliqué sur la plante du pied, la bandelette est conduite dans un des espaces interdigitaux et sur le dos du pied; le long chef de la bande décrit un 8 du pied et de la jambe sur la bandelette; on renverse cette dernière dans un espace interdigital, puis on la ramène au point de départ; de la jambe, on vient décrire un nouveau 8, qui fixe le chef terminal de la bandelette.

T *double du pied.*

Préparation. — La même que pour le T double de la main, la large bande un demi mètre plus longue.

Mode d'application. — N'offre rien de particulier.

Fronde du coude-pied. (fig. 9.)

Préparation. — La même que pour la fronde de la main.

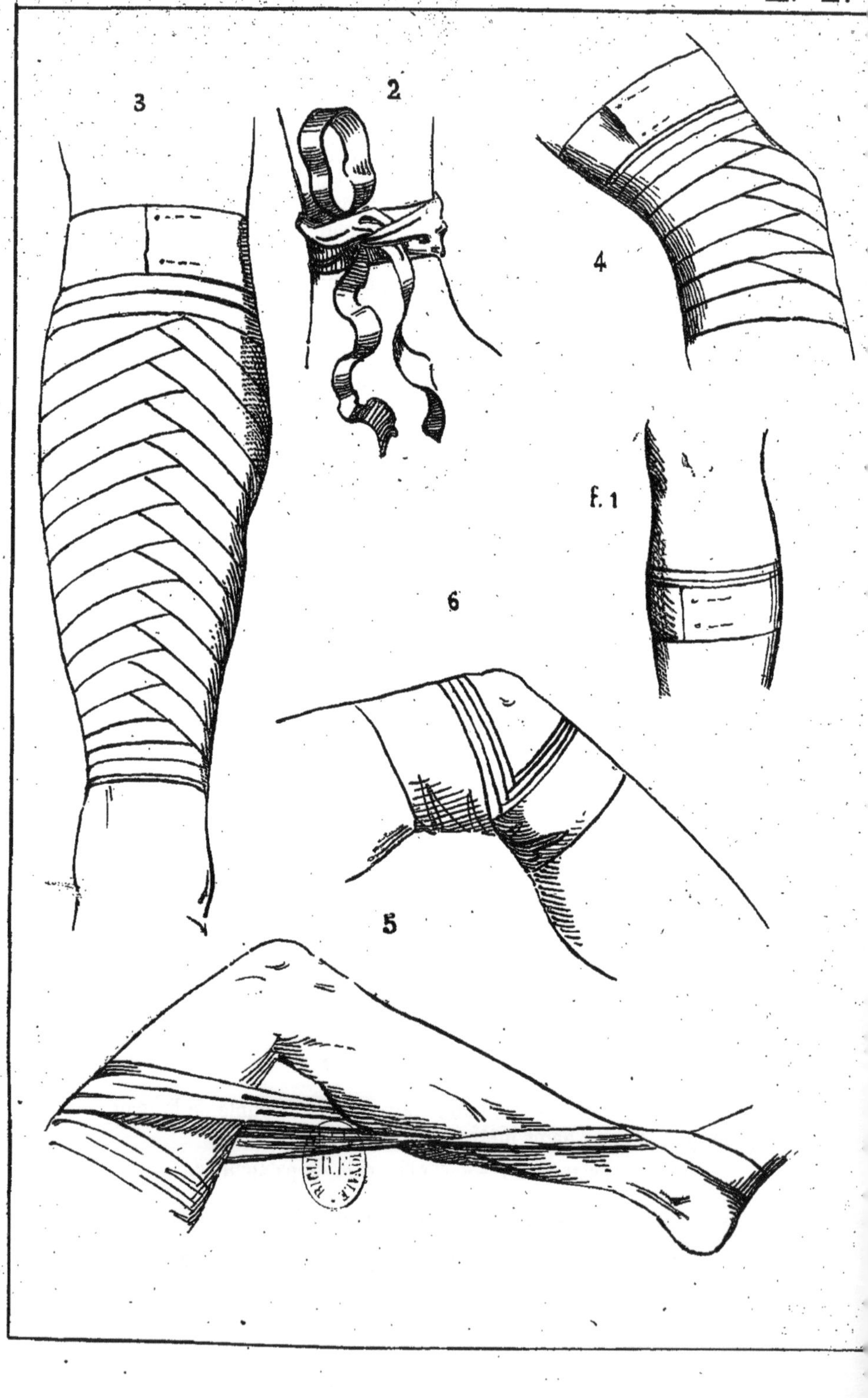
3
2
4
f. 1
6
5

Mode d'application. — Le plein de la fronde est appliqué sur la face dorsale du pied, les chefs inférieurs sont portés autour du pied, croisés dessous et arrêtés dessus par un nœud et une rosette, les chefs supérieurs sont conduits autour de la jambe, croisés derrière et arrêtés devant par un nœud et une rosette.

Fronde du talon. (fig. 10.)

Préparation. — Bande longue d'un mètre, large de quatre travers de doigt, fendue à ses deux extrémités jusqu'à deux travers de doigt de son milieu.

Mode d'application. — Le plein embrasse le talon; les chefs inférieurs sont portés sur le coude-pied, croisés dans cet endroit, dirigés sur les malléoles, croisés derrière la jambe et ramenés devant pour être fixés par un nœud à rosette; les chefs supérieurs sont conduits horizontalement sur le dos du pied, croisés en cet endroit, dirigés à la plante, croisés de nouveau et arrêtés sur le dos du pied près des orteils par un nœud à rosette.

DOUZIÈME LEÇON.

Circulaire de la jambe. (fig. 1re.)

Préparation. — Bande de 1 à 2 mètres de long de deux à trois travers de doigt de large.

Mode d'application. — On fixe le chef initial par un circulaire au-dessus des malléoles, sur le mollet ou au-dessus, et l'on épuise la bande par d'autres circulaires qui recouvrent le premier.

Circulaire de la jambe pour la saignée du pied. (fig. 2.)

Préparation. — Bande longne d'un mètre, large de quatre travers de doigt, pliée en deux dans le sens de sa largeur, et déroulée.

Mode d'application. — Le milieu du plein est appliqué à un bon travers de doigt au-dessus de l'endroit de la veine qu'on se propose d'inciser; les chefs conduits circulairement de chaque côté, croisés en arrière, puis ramenés sur le côté opposé à la veine à ouvrir, où on les fixe par une simple rosette à anse supérieure.

Spiral de la jambe. (fig. 3.)

Préparation. — Bande longue de 5 mètres, large de deux travers de doigt.

Mode d'application. — On fixe le chef initial par deux circulaires au niveau des malléoles, on remonte de là jusqu'à l'extrémité supérieure de la jambe par des doloires qui se recouvrent aux deux tiers, on termine par un ou deux circulaires au-dessous de la rotule. Comme la jambe a une disposition conique, il est indispensable pour éviter les godets de faire de nombreux renversés ; ces derniers doivent être placés en dedans ou en dehors du membre, et jamais en avant.

Spiral du genou. (fig. 4.)

Préparation. — Bande de 3 mètres de long et de trois travers de doigt de large.

Mode d'application. — On fait deux circulaires au-dessous de la rotule, on recouvre le genou par des doloires en faisant des renversés, et l'on termine par des circulaires autour de l'extrémité inférieure de la cuisse.

Croisé fléchisseur de la jambe sur la cuisse. (fig. 5).

Préparation. — Bande longue de six mètres, large de 3 travers de doigt.

Mode d'application. — La jambe étant fléchie sur la cuisse, on fait deux circulaires autour de la cuisse à son extrémité inférieure on conduit le jet de bande du côté externe de la cuisse sur le mollet, sur le côte interne de la jambe, au coude-pied, sur le côté externe du pied, sous la plante du pied, à son côté interne, sur le coude-pied, sur la face externe de la jambe, sur le mollet, et enfin au côté interne de la cuisse, où l'on fait un nouveau circulaire; après quoi on décrit les mêmes contours jusqu'à l'épuisement de la bande.

Huit du genou. (fig. 6).

Préparation.—Bande longue de 2 mètres, large de trois travers de doigt.

Mode d'application. — On applique le chef initial dans le jarret, on contourne l'extrémité supérieure de la jambe en revenant au jarret; on contourne l'extrémité inférieure de la cuisse, on revient au jarret et ainsi de suite jusqu'à la fin de la bande; on obtient de cette façon un 8 dont les anneaux embrassent la jambe d'une part et la cuisse d'autre part, et dont le lieu d'entrecroisement est le jarret.

Huit des deux genoux. (fig. 7.)

Préparation. — Bande de 4 mètres de long et de trois travers de doigts de large.

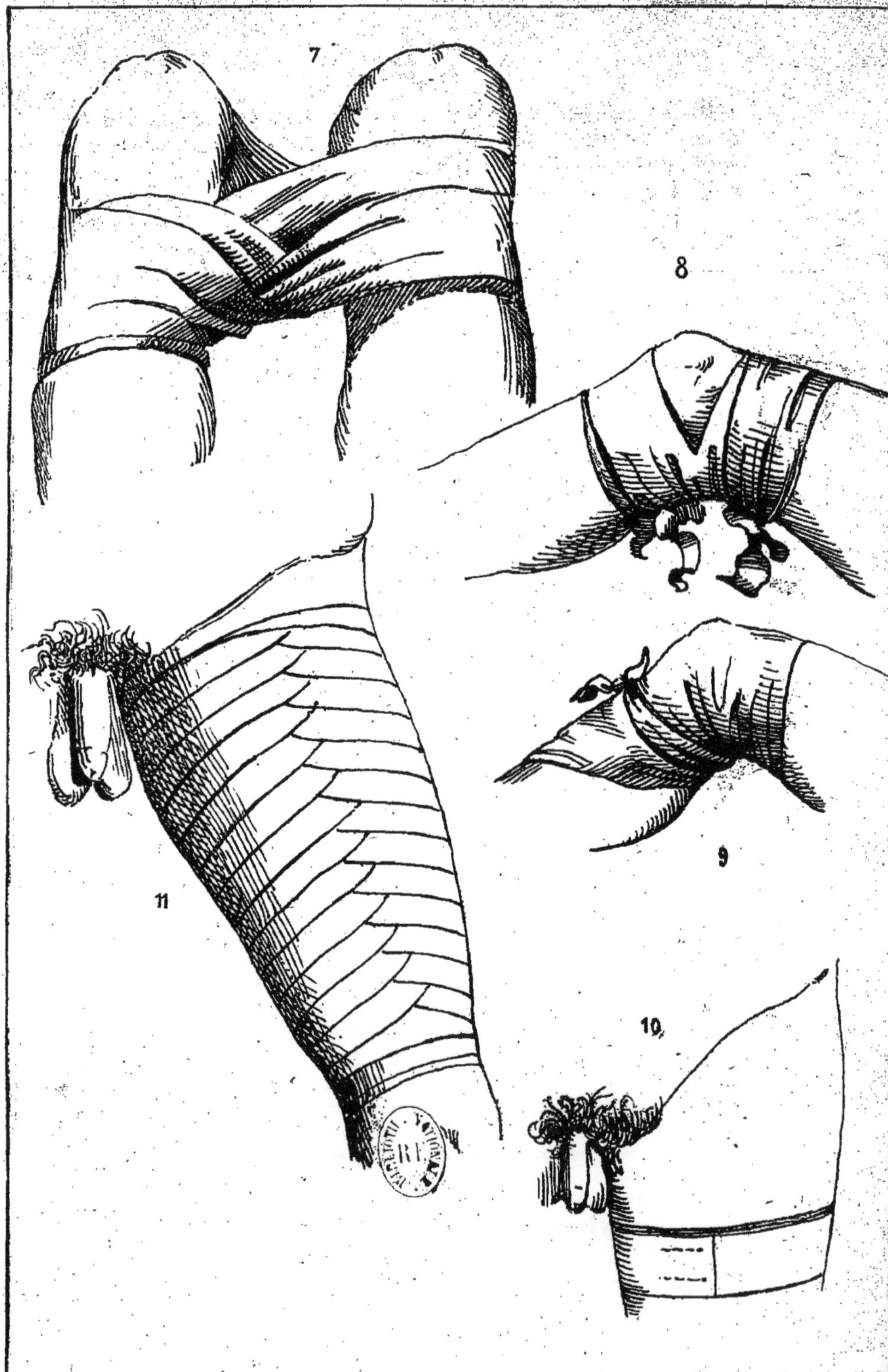
7
8
9
10
11

Mode d'application. — On fait deux circulaires autour d'un genou, on conduit le jet de bande de la face postérieure de ce genou sur la face extérieure de l'autre, on fait un circulaire autour de ce dernier, puis de sa face postérieure on conduit le jet de bande sur la face antérieure du genou, par lequel on a commencé, et au-dessus du premier jet oblique intermédiaire ; on continue de la même façon jusqu'à l'épuisement du globe de la bande.

Fronde du jarret. (fig. 8.)

Préparation. — La même que pour la fronde du coude-pied.

Mode d'application. — Le plein est appliqué sur le jarret; les deux chefs inférieurs sont portés horizontalement sur le devant de la jambe, croisés dans ce point, ramenés en arrière et fixés par un nœud à double rosette ; les chefs supérieurs embrassent la cuisse à son extrémité inférieure, et sont aussi ramenés en arrière pour y être fixés de la même manière que les inférieurs.

Bonnet du genou. (fig. 9.)

Préparation. — Triangle simple ou double pris dans un carré de 50 à 60 centimètre de côté.

Mode d'application. — La base du triangle est appliquée au-dessus du genou sur lequel pend le sommet, les deux petits angles sont croisés au jarret et ramenés au-devant du sommet, immédiatement au-dessous de la rotule ; on les noue dans ce point.

Circulaire de la cuisse. (fig. 10.)

Préparation. — Bande de 2 mètres de long, de trois à quatre travers de doigt de large.

Mode d'application — Comme le circulaire de la jambe.

Spiral de la cuisse. (fig. 11.)

Préparation. — Bande de 5 à 6 mètres de long de trois à quatre travers de doigt de large.

Mode d'application. — On fait deux circulaires au-dessus de la rotule, et l'on remonte par des doloirs qui se recouvrent aux deux tiers, jusqu'à la partie supérieure du membre. Comme la cuisse est conique, des renversés sont nécessaires.

Bandage roulé de tout le membre inférieur.

Ce bandage se compose de l'application successive du spiral des orteils, du 8 du pied et de la jambe, du spiral de la jambe, du spiral du genou, et du spiral de la cuisse. Pour lui donner plus de solidité, on peut le terminer en haut par quelques tours du spica de l'aine que nous décrirons ci-après.

Les bandages invaginés des plaies en long et des plaies en travers du membre inférieur, ne demandent pas une autre description que les mêmes bandages du membre supérieur : ils doivent être faits avec des bandes de trois à quatre travers de doigt de large.

La même remarque est applicable à la capeline des amputations du membre inférieur.

TREIZIÈME LEÇON.

Bandages du tronc.

CONSIDÉRATIONS GÉNÉRALES. — Ces bandages sont appliqués sur le tronc seulement, ou en même temps sur le tronc et sur les extrémités. Ils sont d'une application difficile en raison de la vaste surface qu'ils ont à recouvrir. Ils tiennent mal, si on ne prend pas la précaution de bien assujétir les jets de bande, soit par des points de couture, soit par une substance collante, l'empois ou la gomme par exemple. Les bandes qui servent à la confection de ces bandages, doivent être larges de trois à quatre travers de doigt. Si l'on a besoin que ces bandes soient très-longues, il vaut mieux en appliquer deux successivement, qu'une seule dont le globe trop volumineux serait gênant pour l'application.

Circulaire du cou. (fig. 1re.)

PRÉPARATION. — Bande d'un mètre de long de deux à trois travers de doigt de large.

MODE D'APPLICATION. — Le chef initial est appliqué sur la face antérieure du cou, et fixé par un circulaire qu'on recouvre par d'autres circulaires, jusqu'à l'épuisement de la bande.

Spiral du cou. (fig. 2.)

PRÉPARATION. —Bande longue de 2 mètres, large de deux travers de doigt (4 centimètres 1/2).

MODE D'APPLICATION.—Le chef initial est appliqué sur l'os hyoïde; on l'y fixe par deux circulaires du cou ; on descend par des doloires qui se recouvrent aux deux tiers jusqu'au bas du cou, en ayant la précaution pour éviter les godets, de faire quelques renversés de bas en haut.

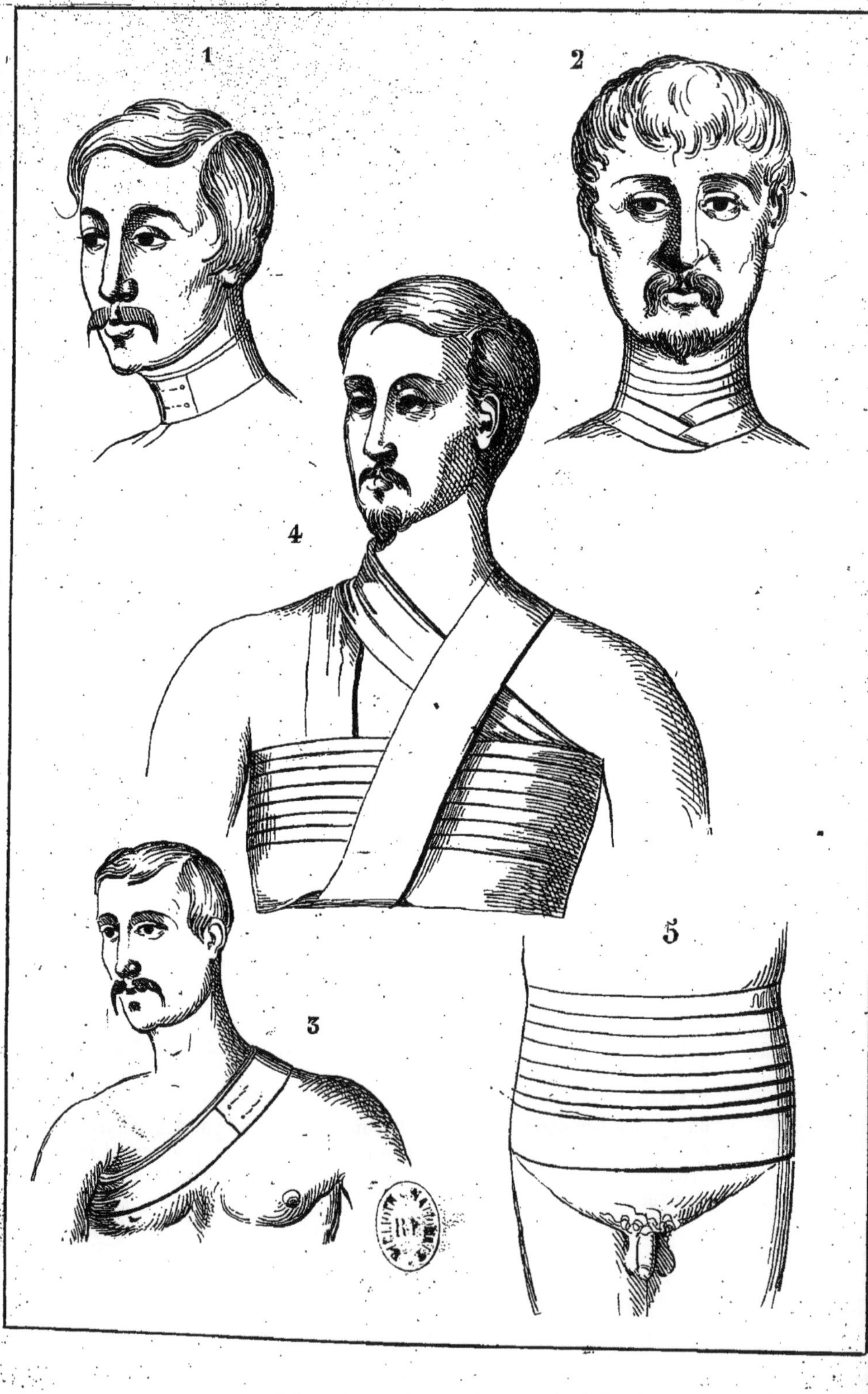
1
2
4
3
5

Oblique du cou et de l'aisselle. (fig. 3.)

Préparation. — Bande longue de 3 à 4 mètres, large de trois travers de doigt.

Mode d'application. — On applique le chef initial sous l'aisselle droite, par exemple ; on dirige le jet de bande sur le côté gauche du cou, en croisant obliquement le devant de la poitrine ; on ramène le globe sous l'aisselle, point de départ, en passant sur le dos ; et l'on continue de faire de nouveaux obliques qui recouvrent le 1er, jusqu'à la fin de la bande.

Spiral de la poitrine. (fig. 4.)

Péparation. — Bande de 12 mètres de long, large de quatre travers de doigt.

Mode d'application.—On laisse pendre 60 à 70 centimètres du chef initial sur l'abdomen: on conduit le jet de bande sur une épaule, au dos, sous l'aisselle du côté opposé ; on fait alors deux ou trois obliques du cou et de cette aisselle; on descend ensuite sur le jet pendant, par des doloires qui se recouvrent aux deux tiers ou à moitié, et qui, commençant au niveau des aisselles, se terminent à la base de la poitrine, par un ou deux circulaires horizontaux du thorax qui épuisent la bande. On relève enfin sur le bord inférieur des circulaires, le jet que l'on a laissé pendre en commençant, et on le conduit sur l'épaule qui est restée découverte, sur le dos, et on le fixe dans ce point sur le dernier circulaire horizontal.

Spiral de l'abdomen. (fig, 5.)

Même préparation que pour le bandage précédent.

Mode d'application. — On recouvre tout le ventre de doloires superposés pour les deux tiers de la largeur de la bande, en procédant de haut en bas, et en fixant le commencement et la fin du bandage par quelques tours circulaires.

Huit du cou et d'une aisselle. (fig. 6.)

Préparation. — Bande de 5 mètres de long, de trois travers de doigt de large.

Mode d'application. — Le chef partant de l'aisselle droite, par exemple, est conduit d'arrière en avant sur l'épaule du même côté, sur la face postérieure du cou, sur son côté gauche, sur sa face antérieure, sur l'épaule droite en croisant le jet de bande qui y passe déja, sur le bord axillaire postérieur, enfin sous l'aisselle point de départ. On décrit les mêmes circuits en superposant les jets de bande, jusqu'à l'épuisement du globe.

Huit d'une épaule et de l'aisselle opposée. (Spica de l'épaule.—fig. 7.)

PRÉPARATIOM. — Bande longne de 5 à 6 mètres, large de quatre travers de doigt.

MODE D'APPLICATION. — Après avoir garni les aisselles de coton ou de charpie, on applique le chef initial de la bande sur l'aisselle droite, par exemple, on dirige le jet d'arrière en avant sur l'épaule du même côté, aussi près que possible du moignon de l'épaule, puis sur le dos, sur le bord postérieur de l'aisselle gauche, sur le creux de cette aisselle, sur son bord antérieur ; on remonte sur le devant de la poitrine, on croise sur l'épaule droite le jet de bande qui la recouvre déjà, puis on revient au point de départ, en passant sur le bord postérieur de l'aisselle droite ; on continue à décrire les mêmes contours, en recouvrant aux trois quarts seulement les jets de bande, et en rapprochant de plus en plus du cou le jet de bande, lors de son passage sur l'épaule, ce qui produit cette imbrication en forme d'épi qui a fait donner au bandage le nom de spica. On pourrait faire le spica du cou à l'épaule, aussi bien que de l'épaule au cou.

Huit antérieur des épaules. (fig. 8.)

PRÉPARATION. — Bande longue de 4 mètres, large de trois à quatre travers de doigt.

MODE D'APPLICATION. — On applique le chef initial sur l'aisselle droite, par exemple, on conduit le jet de bande d'arrière en avant et de bas en haut, sur le devant du thorax, sur l'épaule saine, sur le bord postérieur de l'aisselle gauche, sur cette aisselle, sur son bord antérieur; on remonte de ce point sur l'épaule droite, puis on revient au point de départ, en passant sur le bord postérieur de l'aisselle droite. On suit le même trajet jusqu'à la fin de la bande.

Huit postérieur des épaules. (fig. 9.)

PRÉPARATION. — Même préparation que pour le bandage précédent.

MODE D'APPLICATION. — Partant de l'aisselle droite, on conduit le jet de bande d'arrière en avant sur l'épaule du même côté ; on descend obliquement sur le dos, on couvre le bord postérieur de l'épaule gauche, l'aisselle de ce côté, son bord antérieur, l'épaule

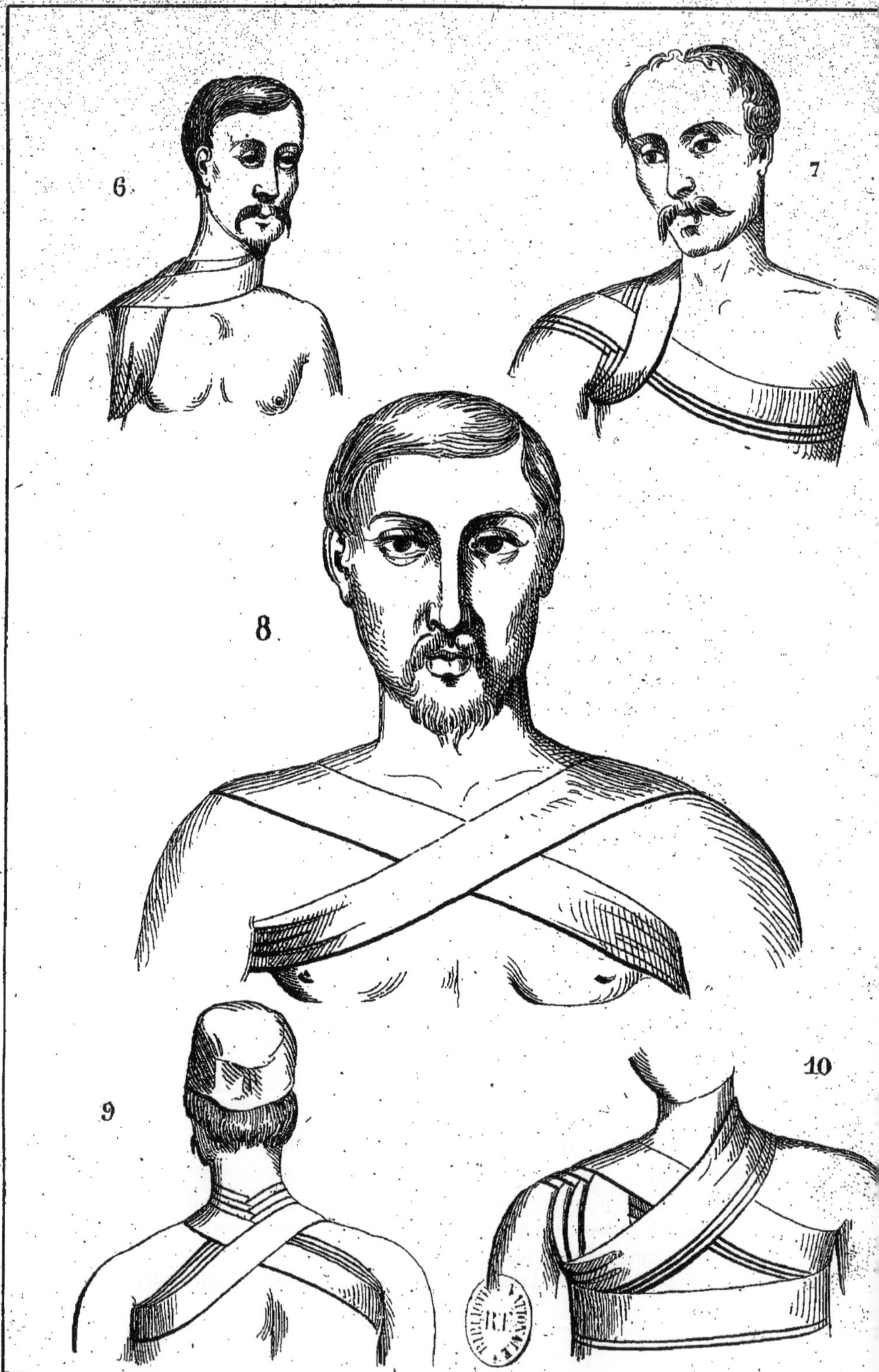
6
7
8
9
10

gauche le dos en croisant le premier jet, enfin le bord postérieur de l'aisselle droite; il ne reste plus qu'à épuiser la bande, en recouvrant le premier 8 décrit.

Croisé de l'aisselle. (fig. 10.)

Préparation. — Bande de 12 mètres de long, de trois travers de doigt de large.

Mode d'application.—C'est la réunion de trois bandages décrits. On fait d'abord deux à trois circulaires du cou et de l'aisselle, puis deux circnlaires horizontaux du thorax, enfin deux à trois tours du spica de l'épaule; on recommence en sens inverse jusqu'à la fin de la bande.

QUATORZIÈME LEÇON.

Croisé de la poitrine. (Quadriga modifié. — fig. 1re.)

Préparation. — Bande longue de 10 mètres et large de quatre travers de doigt.

Mode d'application. — On commence par faire un oblique du cou d'un côté, un circulaire du thorax et un oblique du cou de l'autre côté, qui croise le premier; on termine le bandage en décrivant de haut en bas du thorax, des doloires qui se recouvrent aux deux tiers, et qui sont fixés inférieurement par un ou deux circulaires horizontaux.

Croisé d'une mamelle. (fig. 2.)

Préparation. — Bande de 10 mètres de long, large de quatre travers du doit.

Mode d'application. — On fixe le chef initial par deux circulaires du thorax, au-dessus des mamelles, en allant de droite à gauche pour la mamelle droite et de gauche à droite pour la mamelle gauche; d'un des côtés du thorax, on couduit le jet de bande obliquement sur la mamelle à recouvrir (côté droit si c'est la mamelle droite par exemple), sur le sternum, sur l'épaule du côté sain, au dos, puis au point de départ; on fait alors un circulaire horizontal. On répète la même manœuvre en alternant les jets obliques et les circulaires horizontaux, en ayant soin de les recouvrir aux deux tiers seulement de bas en haut, jusqu'à ce que la mamelle soit complètement couverte.

Croisé des deux mamelles à un globe. (fig. 3.)

Préparation. — Bande longue de 12 mètres, large de quatre travers de doigt.

Mode d'application. — On fait à chaque mamelle ce qu'on a fait à une seule dans le bandage précédent et on les recouvre de jets obliques, alternativement; seulement les jets obliques sont ascendants pour une mamelle et descendants pour l'autre.

Croisé des mamelles à deux globes. (fig. 3.)

Préparation. — Bande de 12 mètres de long, de quatre travers de doigt de large, roulée à deux globes égaux.

Mode d'application. — Le plein intermédiaire est appliqué derrière le dos, les globes ramenés sous les mamelles, croisés sur le milieu du sternum, portés sur chaque épaule, croisés de nouveau au dos, et fixés par un tour circulaire horizontal du thorax, fait par un des globes. Il suffit de répéter la même manœuvre, autant de fois que la bande le permet, pour terminer le bandage, en ayant le soin de recouvrir les jets de bande dans les deux tiers de leur hauteur seulement, et de procéder de bas en haut.

Croisé du cou et de la poitrine. (fig. 4.)

Préparation. — Bande de 6 mètres de long de trois travers de doigt de large.

Mode d'application. — On applique le chef initial sur le bord antérieur de l'aisselle droite; on dirige le jet de bande transversalement sur le devant du thorax, on le fait passer sur l'aisselle gauche, sur le dos, sur le côté droit du cou, sur sa face antérieure, sur son côté gauche, sur le dos, en croisant le jet qui y passe déjà, et enfin au point de départ. On continue en suivant la même route, et en recouvrant de bas en haut les jets de bande dans les deux tiers de leur hauteur.

Croisé postérieur de la tête et de la poitrine. (fig. 5.)

Préparation. — Bande longue de 8 mètres, large de deux travers de doigts et demi (5 centimètres).

Mode d'application. — On fait deux circulaires horizontaux du front, on descend du côté gauche de la tête sur la nuque, par un jet oblique qui se continue jusqu'au bord postérieur du creux axillaire droit, on fait alors un circulaire horizontal du thorax; de

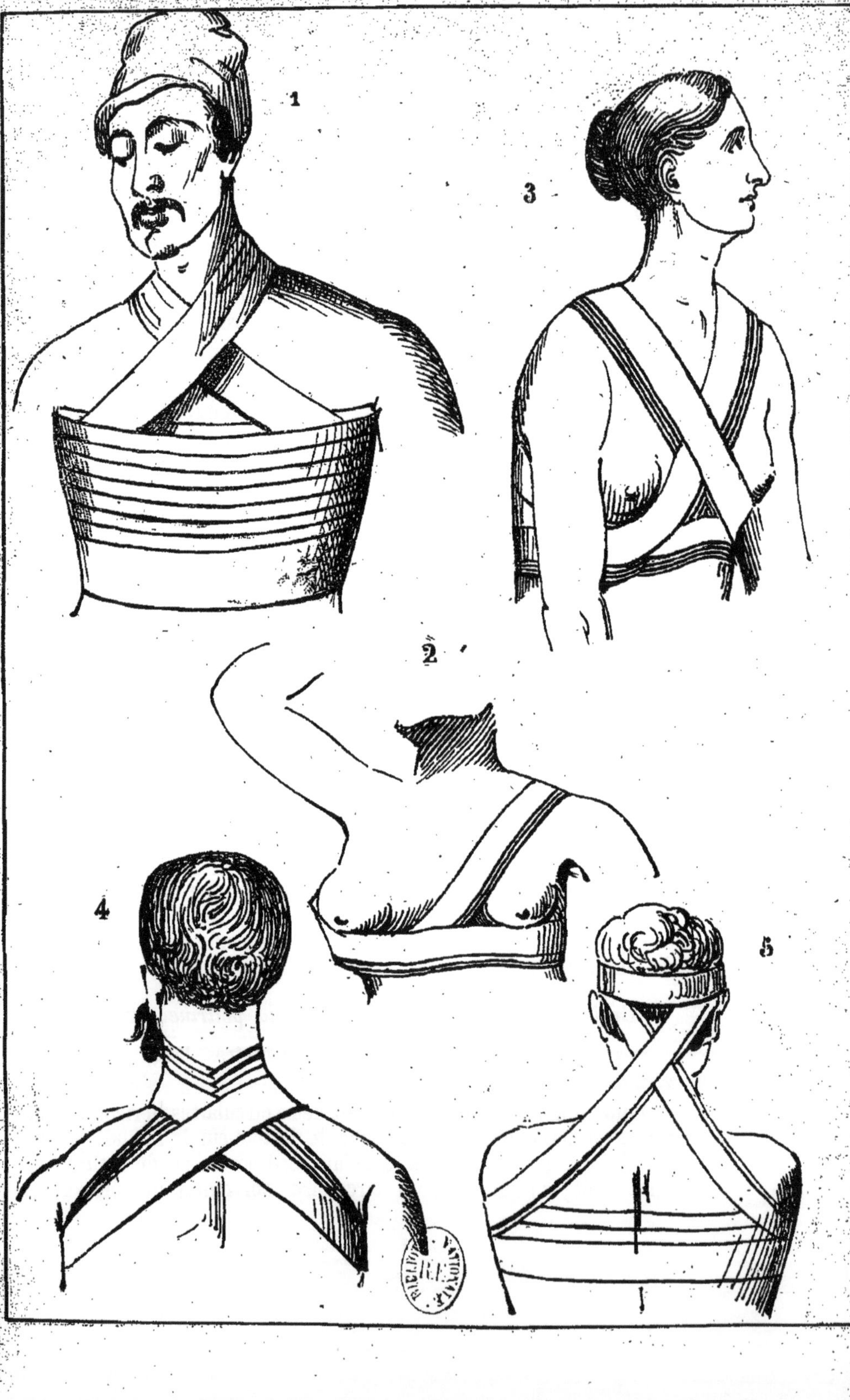
1
3
2
4
5

7

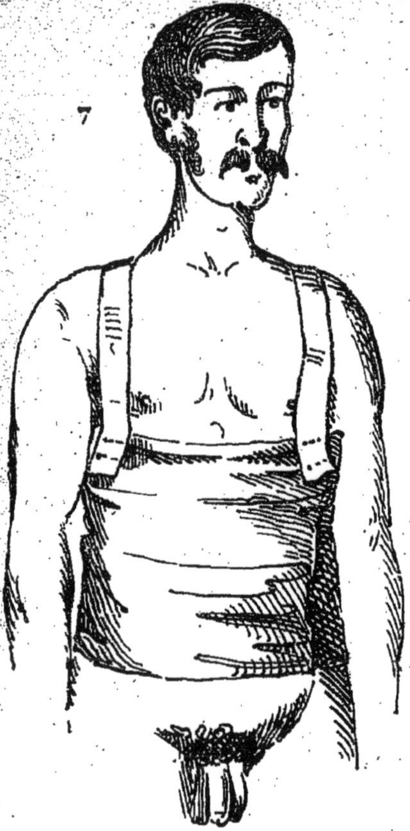

6

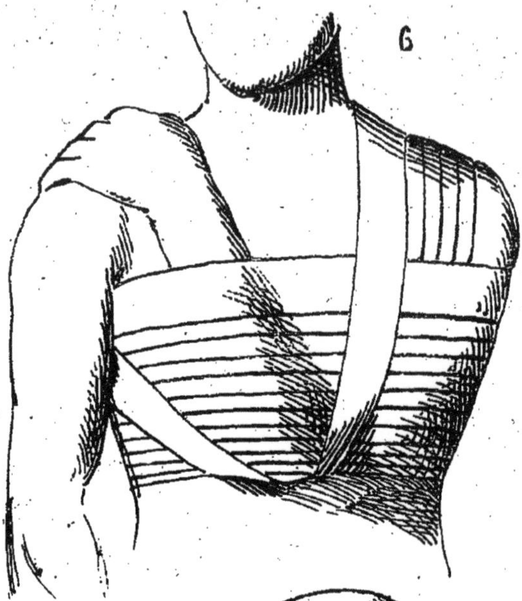

8

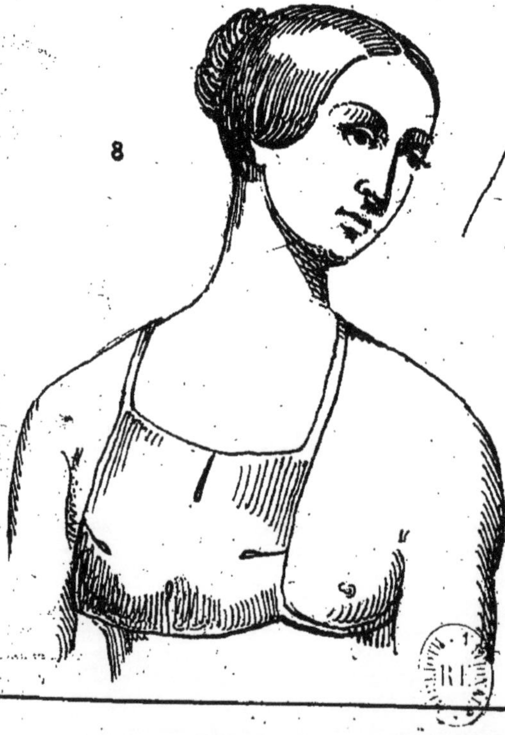

9

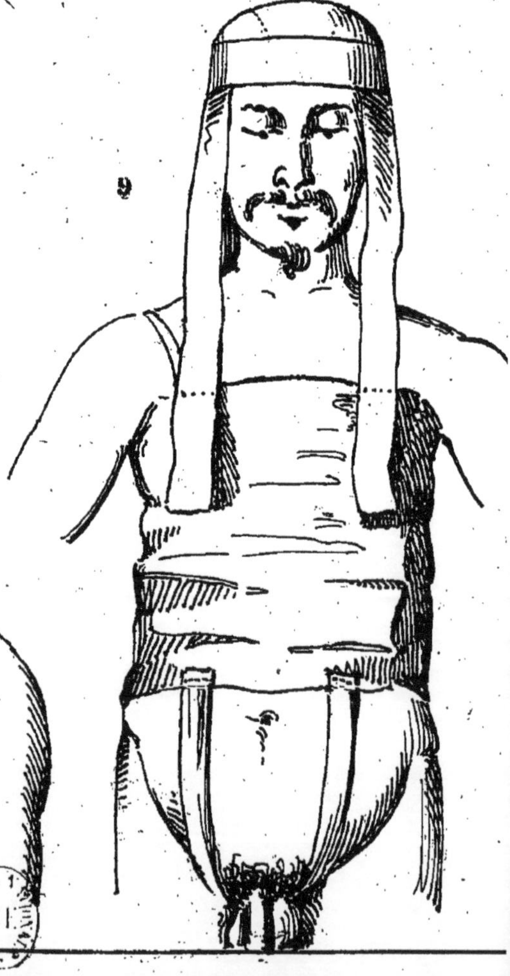

l'aisselle gauche on remonte en arrière par un jet oblique, sur la nuque, jet qui croise le premier jet oblique, puis sur le côté droit de la tête, ou l'on fait un nouveau circulaire horizontal du front; il ne reste plus qu'à épuiser le globe en décrivant les mêmes circuits.

Croisé du bras et de la poitrine. (fig. 6.)

Préparation. — Bande longue de 12 mètres, large de quatre travers de doigt.

Mode d'application. — On place la main du malade sur l'épaule du côté opposé, et l'on rapproche le coude du thorax. On commence par embrasser le thorax et le bras qui y est appliqué par un spiral demi couvert qui part de l'épaule et aboutit au coude; on conduit ensuite le jet de bande sous le coude appliqué au corps, sur l'avant bras et sur la main, sur l'épaule du côté sain, au dos, et enfin, sous le coude. On fait encore deux ou trois tours obliques de ce genre, puis on termine en faisant un spiral demi couvert de bas en haut, embrassant le thorax et le membre qui est fixé contre lui.

T *double de la poitrine.* (Bandage de corps. — fig. 7.)

Préparation. — Plein de forme rectangulaire, fait avec deux épaisseurs de linge réunis à leur bord par une couture en surjet: cette pièce doit avoir huit travers de doigt de largeur, et une longueur égale à une fois et demi la circonférence du thorax. Sur le milieu d'un de ses grands bords sont cousues deux bandes de 50 centimètres de long et de deux travers de doigt de large: ces bandes portent le nom de scapulaires.

Mode d'application. — Le plein est appliqué autour du thorax et les extrémités fixées l'une sur l'autre sur le devant; les scapulaires sont dirigés d'arrière en avant et de bas en haut sur chaque épaule, puis conduits de haut en bas sur la portion du bandage qui recouvre la partie antérieure de la poitrine; on les fixe dans ce point.

Ce bandage peut s'appliquer aussi sur le ventre, seulement pour l'empêcher de remonter, on dirige les petites bandes, qui perdent le nom de scapulaires, pour prendre celui de sous-cuisses, en dedans de chaque cuisse, pour venir les fixer sur le devant du bandage; il peut-être nécessaire de conserver les scapulaires, et de mettre en outre des sous-cuisses au bandage.

Fronde du sein. (fig. 8.)

Préparation. — Plein carré assez grand pour recouvrir le sein, on coud au bord inférieur le milieu d'un ruban de deux mètres de long, et aux angles du côté supérieur, deux petits rubans d'un mètre, dirigés suivant la diagonale du carré.

MODE D'APPLICATION. — Le plein est appliqué sur la mamelle, les petits rubans autour du cou, le grand ruban embrasse la poitrine.

Bandage fléchisseur de la tête sur la poitrine. (fig. 9.)

PRÉPARATION. — Deux compresses longuettes, larges de trois travers de doigt, longues de 60 à 70 centimètres; un bandage de corps avec sous-cuisses et scapulaires; une bande de 2 mètres de long sur deux travers de doigt de large.

MODE D'APPLICATION. — On applique le bandage du corps; les deux compresses longuettes sont placées en croix sur le sommet de la tête, de manière que deux de leurs chefs descendent du synciput sur les tempes et jusqu'au niveau du bandage de corps, tandis que les autres ne dépassent pas l'occiput; on fait avec la bande des circulaires horizontaux qui fixent solidement les compresses. On fléchit autant qu'on le désire la tête sur le thorax, et on la fixe dans la situation désirée, en attachant les chefs des compresses qui pendent, sur le bandage de corps. On peut en modifiant légèrement ce bandage incliner la tête en arrière ou sur le côté.

QUINZIÈME LEÇON.

Croisé simple de l'aine. (Spica de l'aine. — fig. 1re).

PRÉPARATION. — Bande longue de 12 mètres, large de quatre travers de doigt.

MODE D'APPLICATION. — On fixe le chef initial par des circulaires de l'extrémité supérieure de la cuisse, en commençant sur la face antérieure et en allant de droite à gauche pour l'aine gauche, et de gauche à droite pour l'aine droite ; on conduit le jet de bande entre les bourses et la cuisse, entre le grand trochanter et la crête iliaque, aux lombes, sur la fosse iliaque du côté opposé à l'aine à recouvrir, sur l'aine en croisant le jet de bande qui y passe déjà, au-dessous du grand trochanter, et enfin au pli de la fesse, qui est le point de départ. On décrit les mêmes circuits jusqu'à épuisement de la bande en imbriquant de bas en haut les jets de bande, de façon à donner aux croisés faits sur l'aine la disposition de l'épi. (Spica).

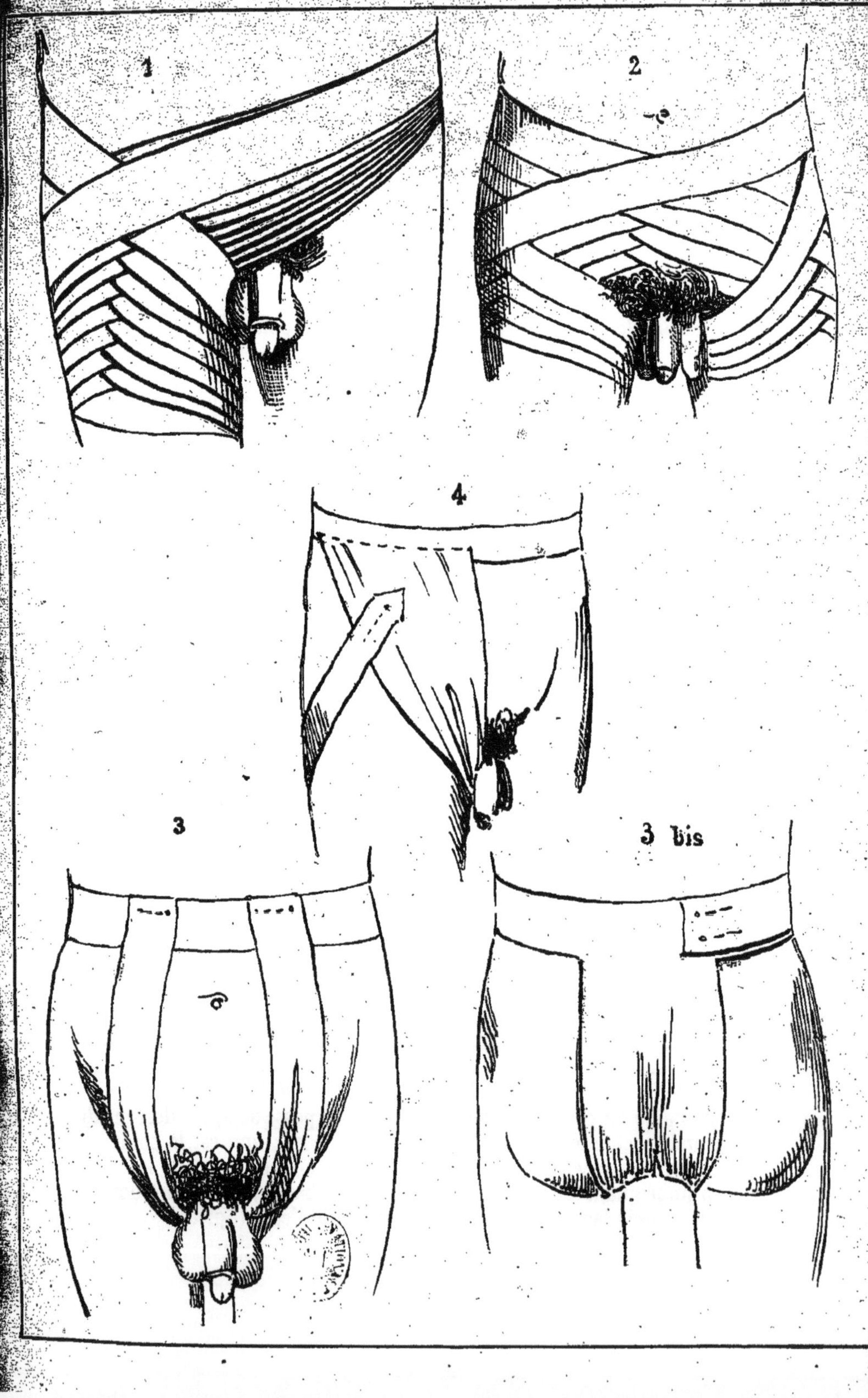
1
2
4
3
3 bis

Croisé double des aines à un globe. (fig. 2.)

Même préparation. On l'applique de la même manière; seulement, on couvre alternativement l'une et l'autre aine, en suivant les mêmes règles d'application. On doit remarquer que les premiers jets obliques d'une aine sont conduits de haut en bas, ce qui peut être fâcheux dans certaines circonstances; aussi, pour éviter cet inconvénient, on fait le spica de droite avec une bande, et le spica de gauche avec une autre bande.

T *simple du bassin.* (fig. 3.)

Préparation. — Un bandage de corps de trois à quatre travers de doigt de large. Sur le milieu d'un des grands bords de ce bandage, on coud perpendiculairement une bande d'un demi-mètre de long, de trois à quatre travers de doigt de large, fendue dans les trois quarts de son étendue.

Mode d'application. — On applique le bandage de corps autour du bassin, la bande fendue sur le sacrum, sur l'anus, et les deux chefs écartés pour comprendre dans leur intervalle les organes sexuels, sont conduits entre ceux-ci et la face interne descuisses sur le ventre, où on les fixe au bandage de corps.

T *double du bassin.*

Préparation. — Bandage de corps sans sous-cuisse, ni scapulaires. Sur le milieu d'un des grands bords, ou coud perpendiculairement deux bandes d'un demi-mètre de long et larges de deux à trois travers de doigt. Ces bandes doivent être séparées l'une de l'autre par un intervalle de deux à trois travers de doigt.

Mode d'application. — Le bandage de corps est appliqué autour du bassin; les petites bandes sont croisées sur l'anus et conduites entre les cuisses et les bourses, sur le ventre, où ou les fixe par des épingles.

T *de l'aine.* (fig. 4.)

Préparation. — Plein triangulaire de la grandeur de l'aine, cousu à une bande solide de deux travers de doigt et d'un mètre de long, par un de ses petits côtés. A l'angle libre, on coud un petit ruban de 50 centimètres de long.

Mode d'application. — Le triangle est appliqué sur l'aine, le bord cousu en haut, l'autre petit bord dirigé en dedans, l'hypothénuse en dehors; les chefs de la bande sont conduits autour du bassin et fixés ; le petit ruban est porté sur la face interne de la cuisse dans le pli de la fesse et ramené en haut et en dehors, sur la grande bande, où on l'attache. On pourrait le faire passer avant de l'arrêter dans une boutonnière faite au milieu de l'hypothénuse du triangle.

Fronde de la hanche. (fig. 5.)

Préparation. — Bande d'un mètre et demi de long, large de six travers de doigt, fendue à ses deux extrémités jusqu'à trois travers de doigt de son milieu.

Mode d'application. Le plein est placé sur la hanche, les chefs inférieurs embrassent la racine de la cuisse, les chefs supérieurs le bassin.

Circulaire de la verge. (fig. 6.)

Préparation.—Bande de quelques décimètres de long, d'un travers de doigt de large.

Mode d'application. — On fait avec cette bandelette autour de la verge des circulaires qui se superposent ; on la fixe par du fil, ou en divisant le chef terminal en deux lanières.

Capeline de la verge. (fig. 7.)

Préparation. — Bande de 2 mètres de long, large d'un travers de doigt.

Mode d'application. — On fait deux circulaires derrière la couronne du gland, puis des récurrents d'arrière en avant, en les alternant avec des circulaires qui les fixent, jusqu'à ce que le gland soit complètement couvert, excepté à l'endroit où s'ouvre à l'extérieur le canal de l'urètre. Pour que ce bandage soit fait convenablement il faut que la bande soit mouillée.

Gaine de la verge. (fig. 8.)

Préparation. — Une pièce de linge cousue en forme de doigt de gant, et garnie à son ouverture, de deux rubans d'un mètre de long.

Mode d'application. — La verge est engagée dans la cavité et les rubans sont conduits autour du bassin pour y être fixés.

Bandage pour fixer une sonde dans l'urètre. (fig. 9.)

Préparation. — Deux liens de coton filé de la grosseur d'une

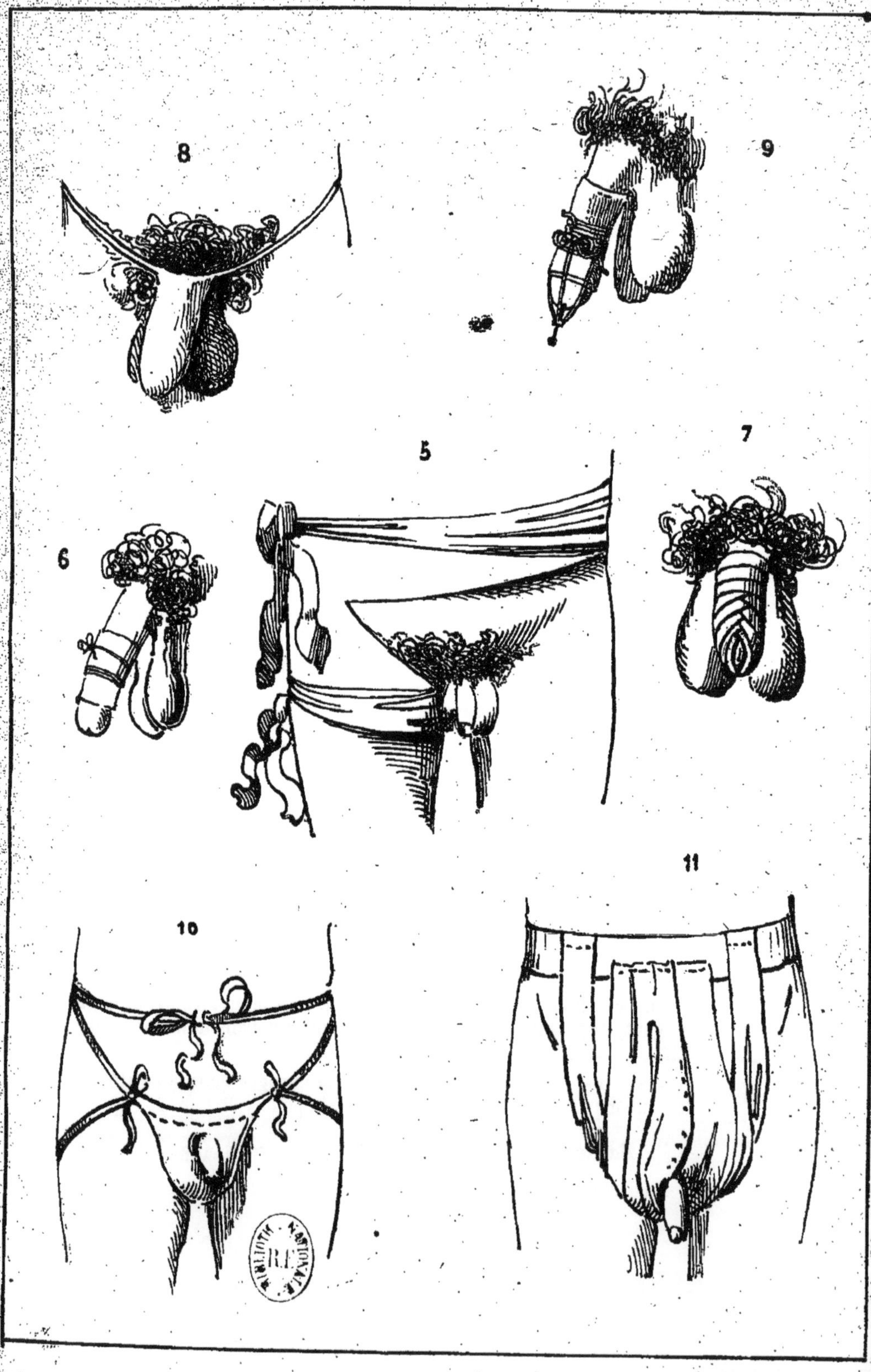
8
9
5
7
6
10
11

plume à écrire et long de 90 centimètres ; une petite compresse longuette, large de deux à trois travers de doigt.

Mode d'application.—On place la compresse autour de la verge, on noue en croix, sur la sonde, les deux liens à l'endroit où cette sonde émerge du canal de l'urètre, et les quatre chefs sont portés sur la verge à égale distance l'un de l'autre. On noue deux de ces chefs à la racine de la verge, et on les conduit circulairement d'arrière en avant sur les chefs étendus le long de l'organe : on les épuise par ces circulaires et on les fixe par un double nœud. On en fait autant pour les deux autres chefs.

Bourse du scrotum. (Suspensoir.— fig. 10.)

Préparation. — On prend une compresse solide qui, pliée en deux, constitue un carré d'un décimètre de côté. On enlève aux bords opposés au pli une portion de linge de forme semilunaire, de manière à échancrer ces bords d'une épaisseur de 2 centimètres au milieu. On abat ensuite par une incision courbe l'un des angles du pli, en faisant la courbe aux dépens de cet angle et des bords qui lui font suite. On fait au-dessous de l'autre angle du pli une ouverture circulaire pour laisser passer la verge. On termine le bandage en cousant les bords courbes produits par la seconde incision, en adaptant à l'une des extrémités de cette courbe (la plus mince), deux rubans d'un demi-mètre de long, et en cousant une ceinture aux bords auxquels on n'a pas touché.

Mode d'application.— Les testicules sont placés dans la bourse, la verge engagée dans l'ouverture circulaire, la ceinture embrasse le bassin et les rubans sont dirigés de chaque côté sur le pli de la fesse, et amenés sur le ventre où on les fixe à la ceinture.

Variété de la bourse du scrotum. (Suspensoir de Larrey.—fig. 17.)

Préparation. — Bandage en T du bassin ; on fixe en travers, à la branche verticale du T, le milieu d'un des grands bords d'une compresse longuette de 40 à 50 centimètres de long et de quatre travers de doigt de large.

Mode d'application. — On applique autour du bassin, la bande horizontale du bandage en T, la branche verticale est amenée sur l'anus : on saisit alors la compresse, on applique son plein sur les testicules et on relève les chefs sur le ventre où on les fixe ; on les rapproche au-dessus de la verge, et on les maintient rapprochés au moyen d'une épingle ; les chefs de la branche verticale du T sont relevés sur les côtés.

SEIZIÈME LEÇON.

Des pansements en général.

La mise en œuvre des diverses pièces d'appareil, dont nous avons donné la description dans les précédentes leçons, n'est pas la même dans toutes les circonstances qui nécessitent un *pansement*. En effet, le but à atteindre étant très-variable, l'emploi des moyens qui y conduisent doit être très-variable aussi; de plus, on se sert souvent, outre les pièces d'appareil que nous connaissons, de substances médicamenteuses à titre de *pansements*, substances dont l'emploi doit être réglé.

Pour rendre fructueuses ces considérations générales sur les pansements, il est nécessaire d'envisager ces derniers sous trois points de vue différents.

1° D'après la nature des objets ou substances qui entrent dans leur composition;

2° D'après la disposition anatomique de la surface lésée;

3° D'après l'indication qu'ils doivent remplir.

Sous le premier point de vue, on peut diviser les pansements, en pansements *simples* et en pansements *composés*.

LE PANSEMENT SIMPLE consiste dans l'application méthodique et successive des objets suivants: 1° de la charpie sous l'une de ses diverses formes, séparée ou non de la surface lésée, soit par un linge criblé de trous, un peu plus grand que l'endroit malade, soit par une bandelette découpée (premières pièces d'appareils); 2° une ou plusieurs compresses placées sur la charpie (deuxièmes pièces d'appareils); 3° un bandage approprié mis par-dessus le tout (troisièmes pièces d'appareils). Afin d'éviter l'adhérence des premières pièces d'appareil, on les enduit d'une couche bien mince de corps gras (de cérat simple par exemple).

LES PANSEMENTS COMPOSÉS peuvent se réduire aux principaux types suivants:

PANSEMENTS AVEC LES POMMADES. Ou bien l'on enduit la charpie avec la pommade; ou bien on fait une onction, même une friction préalable sur la partie avant d'y appliquer le pansement simple.

PANSEMENTS AVEC LES ONGUENTS. On enduit les premières pièces d'appareil d'une couche plus ou moins épaisse de l'onguent, suivant l'indication.

PANSEMENTS AVEC LES EMPLATRES. On applique d'abord l'emplâtre convenablement préparé, qui remplace le plus ordinairement les premières pièces d'appareil; l'on fait par dessus l'application des compresses et du bandage.

PANSEMENTS AVEC LES CATAPLASMES. Tantôt on se contente de placer le cataplasme sur la partie, puis une ou plusieurs compresses et un bandage convenable ; tantôt on commence par appliquer de la charpie sous une de ses formes qu'on recouvre du cataplasme.

PANSEMENTS AVEC DIFFÉRENTS LIQUIDES. Ou bien on imbibe les pièces d'appareils avant de les appliquer, ou bien on les imbibe après l'application : le pansement peut encore comporter l'irrigation continue au moyen du liquide destiné à imbiber l'appareil : dans d'autres circonstances on verse le liquide sur la partie, on l'y étale en frictionnant ou non, avant d'appliquer les pièces d'appareil (on se conduit ainsi pour les liniments).

PANSEMENTS AVEC DES OBJETS DE DIVERSES NATURES. Ce sont des pansements simples dans lesquels entre l'emploi d'un objet variable comme une plaque de plomb, une pièce de monnaie, etc. etc.

Sous le second point de vue, les pansemens peuvent offrir deux différences principales : tantôt la surface lésée est de même niveau avec les parties voisines, et dans ce cas on se contente d'un plumasseau de charpie, avec ou sans linge fenêtré, de compresse et de bandage; c'est le *pansement à plat*. Tantôt la surface est anfractueuse, irrégulière, sinueuse, et l'on se sert alors de bourdonnets, de mèches, de tentes, de boulettes destinées à remplir les anfractuosités.

Sous le dernier point de vue, on peut admettre la division suivante :

PANSEMENTS CONTENTIFS. Ce sont des pansements destinés à contenir des pièces d'appareil, ou des médicaments sur une partie; on se sert pour les constituer de bandages seuls, ou de bandages avec compresses, charpie et emplâtre.

PANSEMENTS PRÉSERVATIFS. Ils sont pratiqués dans le but de protéger une partie malade contre l'action du chaud et du froid, de l'air, de la poussière, enfin de tous les corps étrangers quellequ'en soit la nature, qui pourraient être nuisibles. Les pansements simples suffisent souvent pour remplir cette indication.

PANSEMENTS DIVISIFS. Ils ont pour but de séparer des parties qui tendent à se rapprocher sous l'influence d'un travail morbide ; tantôt un bandage seul produit l'effet donné ; tantôt on se sert de charpie, de compresses etc., placées entre les organes à séparer.

PANSEMENTS UNISSANTS. Ils rapprochent les parties désunies par une action physique ou par une altération morbide; pour cela on met en œuvre les moyens suivants : la position, la compression, les agglutinatifs, les bandages unissants, la suture, la cautérisation.

Pansements dilatants. Ils sont destinés à agrandir les ouvertures pour favoriser une fonction normale, ou un écoulement de sécrétion morbide; les mèches, les tentes, les sondes, l'éponge préparée, etc., forment la base de ces sortes de pansements.

Pansements compressifs. Ils ont pour caractère d'exercer une pression plus ou moins énergique sur une région, sur un membre; les pièces d'appareils sont serrées méthodiquement les unes sur les autres dans ces pansements; on y emploie souvent les compresses graduées, et l'agaric en disques ou rondelles superposées.

Pansements rétentifs ou expulsifs. Ils retiennent dans une cavité ou expulsent de cette cavité les liquides qui s'y trouvent et qui y arrivent: les compresses graduées et la compression sont souvent utilisées dans ces pansements.

On pourrait ajouter aux espèces précédentes les pansements irritants, calmants, cicatrisants, détersifs, etc., etc.; mais comme ces pansements ont pour bases des substances médicamenteuses, il ne peut entrer dans notre sujet de nous en occuper avec détails.

Règles des pansements.

Les pansements doivent être exécutés avec promptitude, sureté et propreté, c'est l'application à peu de chose près de l'adage des anciens tuto, cito et jucunde; cependant, toujours la promptitude doit être sacrifiée à la sureté: car, comme le dit M. Gerdy, une rapidité qui échappe à l'œil par une soudaineté brusque, est une qualité plus estimable dans un bourreau que dans un chirurgien, pour lequel la prudence doit être la première règle.

Avant de commencer un pansement, il faut disposer toutes les pièces d'appareil qu'il réclame, et dans leur ordre d'application, sur la planchette à pansement; les instruments qui doivent servir sont aussi préparés à l'avance; de l'eau chaude et froide dans des bassins garnis d'éponges fines, du chlorure liquide, le panier au linge sâle, des alèzes complètent ces préparatifs.

Ces dispositions générales prises, le chirurgien soulève la partie qu'il doit panser, passe au-dessous d'elle une ou plusieurs alèzes, pour garantir le lit ou les vêtemens du malade, et donne à cette partie la position la moins fatiguante pour le patient et les aides, et la plus favorable pour les manœuvres du pansement; il rase (1)

(1) Les poils sont rarement perpendiculaires à la surface qu'ils hérissent; en les attaquant dans le sens de leurs inclinaison, on s'expose à ne pas les couper au niveau de la peau; dans le sens opposé on s'expose à blesser leurs bulbes. Il faut les prendre de côté, en portant la lame du rasoir presqu'à plat sur eux, et en imprimant à cette lame un léger mouvement de scie.

ensuite, s'il en est besoin, la surface sur laquelle le pansement doit porter, et la lave avec soin au moyen d'eau émolliente ou d'eau savonneuse. C'est alors seulement que les pièces d'appareil doivent être appliquées dans leur ordre successif; ainsi, charpie sous ses formes, compresses, bandes ou bandages appropriés. Lorsque le pansement est terminé, le chirurgien enlève l'alèze et place la partie dans la position la plus avantageuse pour amener la guérison et épargner de la fatigue et de la douleur au malade; si le poids des couvertures gênait, on maintiendrait ces dernières soulevées au moyen d'un cerceau.

Pour renouveler un pansement, on prend les mêmes dispositions préliminaires que pour sa première application; puis, si cela est nécessaire, on humecte d'eau tiède (1) les pièces d'appareil qui se sont durcies et qui adhèrent, soit entr'elles, soit avec la surface lèsée; on détache avec précaution chacune de ces pièces dans leur ordre de superposition; arrivé aux dernières pièces, on agit avec plus de soin encore; on les humecte de nouveau, et si on ne peut espérer de les enlever sans faire souffrir le malade ou nuire à la maladie, on les coupe, avec des ciseaux contre la surface lèsée, et on attend qu'elles se détachent d'elles-mêmes aux pansements suivants. Toutes les pièces qui en raison de leur souillure, ne peuvent plus être réemployées, sont jetées dans le panier au linge sâle; les autres sont conservées pour être réappliquées; la surface lésée est nettoyée avec soin, soit au moyen d'une éponge fine, soit au moyen des bords mousses de la spatule, qui agissent comme un grattoir; elle est rasée si cela est nécessaire, et recouverte momentanément d'une compresse fine, si le nouveau pansement ne peut être exécuté sur le champ, ou bien immédiatement des pièces du nouveau pansement. Si la lésion qui nécessite un pansement est très-étendue, on doit la découvrir et la panser partiellement, afin déviter le contact prolongé de l'air.

En général on renouvelle chaque 24 heures, les pansements dans les hôpitaux, il est cependant nécessaire dans certaines circonstances de faire des pansements plus fréquents : ainsi les cataplasmes doivent être changés au moins deux fois par jour; les lésions qui fournissent une suppuration très-abondante réclament en 24 heures deux ou trois pansements; par contre, on peut quelques fois laisser un appareil appliqué sans le renouveler, pendant deux, trois, quatre, cinq jours et plus.

(1) On peut humecter le pansement à enlever en faisant prendre un bain à la partie, ou bien en faisant arroser quelques minutes avant le renouvellement de l'appareil, ou en appliquant un large cataplasme sur tout l'appareil une heure ou deux avant de le lever (*Méthode anglaise*).

DEUXIÈME PARTIE.

DIX-SEPTIÈME LEÇON.

Des opérations simples.

Des saignées.

On donne le nom de saignée à une opération qui a pour but de soustraire au système circulatoire une quantité plus ou moins considérable de sang ; elle se pratique sur les veines, les artères ou les vaisseaux capillaires. Dans le premier cas, elle s'appelle phlébotomie ou saignée proprement dite, dans le second, artériotomie, dans le troisième, saignée capillaire ou locale.

De la phlébotomie.

La phlébotomie peut être appliquée à un grand nombre de veines superficielles : telles sont celles du pli du bras, de la main, du poignet, du pied, du cou, du front, de la verge, etc. ; mais le plus ordinairement on ne pratique cette opération qu'au pli du bras, au pied, et quelquefois, mais plus rarement, au cou.

De la saignée du bras.

Les veines qu'on rencontre au pli du bras, présentent de nombreuses variétés qui s'éloignent plus ou moins du type suivant (fig. 1).

On trouve, en procédant de dehors en dedans : 1° la radiale, 2° la médiane céphalique, 3° la médiane basilique, 4° la cubitale. Ces quatre veines représentent assez bien la dispansion d'une M majuscule. Les deux premières se réunissent en haut pour constituer la céphalique, les deux dernières se fondent dans la veine basilique. La médiane basilique est la plus volumeuse et la plus constante, elle est cotoyée par les filets du nerf cutané interne, et est superposée à l'artère brachiale et au nerf médian, dont elle n'est séparée que par le tendon du biceps et son expansion aponévrotique; elle peut être tout-à-fait parallèle à l'artère ou en croiser la direction sous un angle aigu. La médiane céphalique passe au-dessus du nerf cutané externe. La cubitale n'a le plus souvent aucun

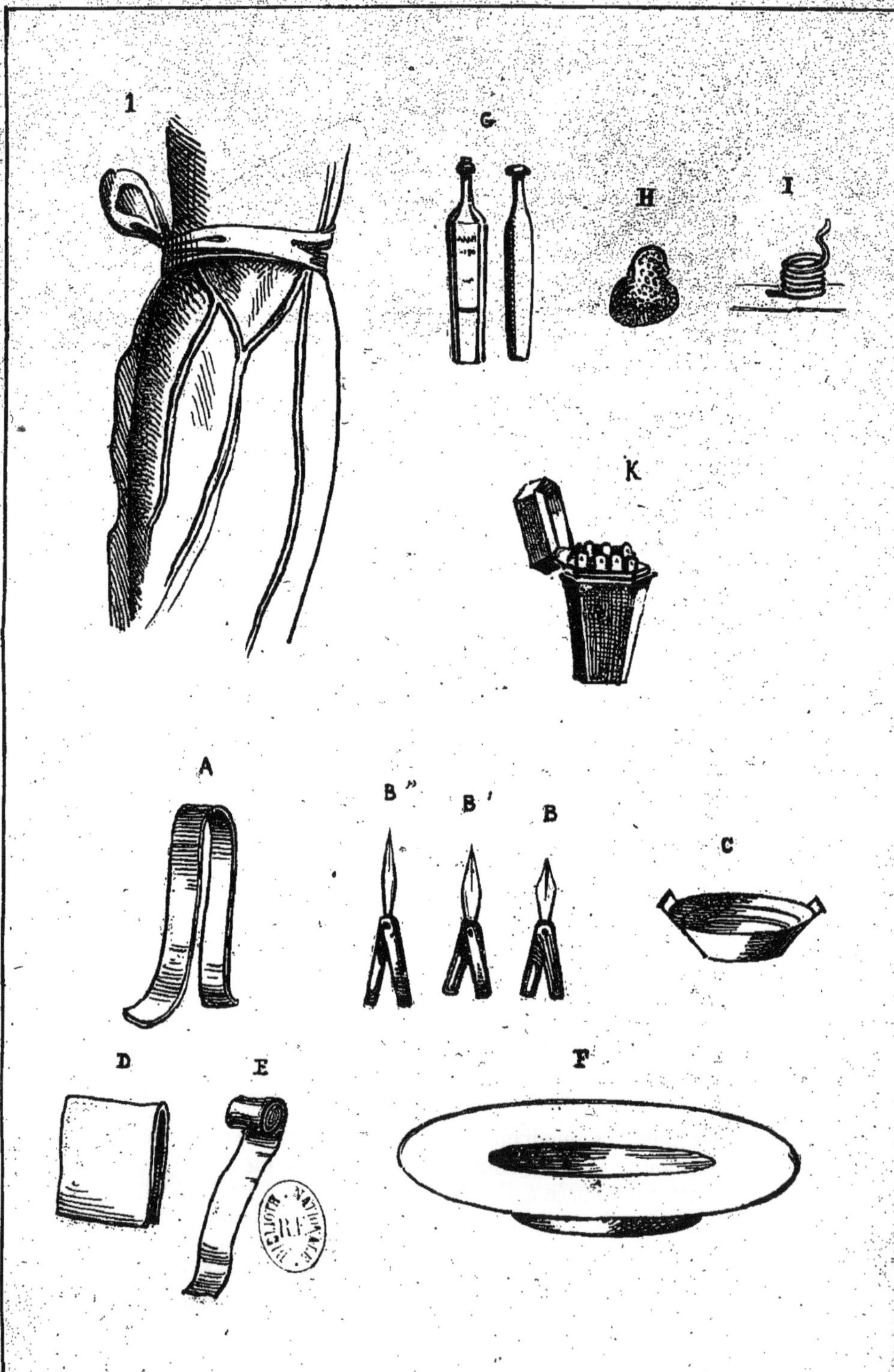
1
G
H
I
K
A
B"
B'
B
C
D
E
F

rapport important, à moins que l'artère du même nom ne soit, par anomalie, placée dans le voisinage de la veine ; cette veine est quelquefois roulante sous les téguments et difficile à fixer. La radiale est en général peu volumineuse. Des anomalies artérielles peuvent faire changer les rapports normaux des veines ; aussi est-il important avant de piquer la veine que l'on a choisie pour la saignée, de s'assurer si quelqu'artère anormale ne bat pas au-dessous d'elle ou dans son voisinage. Bien que la médiane basilique soit la veine la plus constante et la plus volumineuse, il ne faut la piquer que lorsqu'on ne peut faire autrement en raison de l'exiguité ou de la profondeur des autres veines: le motif de ce précepte est facile à comprendre ; Dupuytren proscrivait même absolument la saignée de cette veine, et expulsait de son service l'élève qui se permettait de contrevenir à cette proscription. La veine que l'on doit choisir de préférence quand elle est bien développée est la médiane céphalique ; à défaut de cette dernière, on saigne la radiale ou la cubitale indifférement. Les veines du pli du bras sont peu développées chez les personnes grasses et chez les femmes ; par contre elles sont plus apparentes chez les hommes et chez les personnes maigres, mais dans ce dernier cas, elles ont l'inconvenient de se déplacer facilement dans le tissu cellulaire lache qui les environne, et conséquemment, d'être fixées difficilement.

On prépare pour la saignée du bras une ligature A, une lancette B, une palette ou vase C pour recevoir le sang, une alèze, une compresse D et une bande E, de l'eau froide et tiède F, une éponge H, une serviette, un peu de vinaigne ou d'eau-de-vie G, une bougie dit rat de cave I si l'on opère le soir. (fig. 2.)

Les chirurgiens modernes ont presque tous abandonné le rubau de laine rouge, large de trois centimètres et long d'un mètre et demi, qui servait jadis de ligature ou de bande à saigner ; ils se servent pour cet usage d'une bande ordinaire de trois travers de doigt de large et d'un mètre et demi de long, déroulée et pliée en deux suivant sa largeur. Si l'ancienne ligature n'avait pas pour inconvénient d'exposer à transmettre certaines maladies contagieuses et de répugner à quelques malades, je n'hésiterais pas à la préférer à la bande de toile, en raison de l'élasticité plus grande du tissu de laine, qui permet de mieux graduer la compression.

La lancette est à peu près le seul instrument dont on se serve en France pour pratiquer la saignée (1). On la renferme dans un étui

(1) Les chirurgiens allemands saignent au moyen d'un intrument appelé phlébotome qui est constitué par une boîte contenant une lame

de forme variable appelé lancettier K. La lancette est composée d'une lame d'acier et de deux lamelles d'écaille, de corne ou de nacre; ces dernières constituent la chasse, et sont attachées à la lame par un rivet qui les traverse en même temps que le talon de cette dernière. La lame ou la lancette proprement dite offre une pointe tranchante plus ou moins aiguë, elle est dite à grain d'orge quand cette pointe est large B, à grain d'avoine quand elle est un peu plus aigüe B'', pyramidale ou à langue de serpent, quand elle est plus effilée encore B'''.

La palette dont se servaient les chirurgiens du siècle dernier était de la capacité de cent grammes de sang, et quand on prescrivait de tirer une palette de sang, cela indiquait une saignée de cent grammes. Les palettes dont nous faisons usage peuvent contenir 650 grammes de sang environ; elles offrent quatre rainures circulaires intérieures, qui divisent la capacité du vase en cinq parties égales; ce qui permet d'évaluer exactement les plus petites saignées. La compresse carrée que l'on prépare est une pièce de linge fin et doux de forme carrée de 10 à 15 centimètres de côté, pliée en quatre.

On saigne indifféremment le bras droit ou le bras gauche, le sujet est assis, le dos et la tête appuyés, ou bien couché; si on le saignait debout, on provoquerait infailliblement une syncope qui apporterait un obstacle au libre écoulement du sang; il faut même saigner couchées, les personnes sujettes à cet accident. Le bras sur lequel on doit opérer, est débarrassé de tout vêtement qui pourrait gêner la circulation ou nuire aux manœuvres du chirurgien, et de plus convenablement éclairé.

Manuel opératoire.

1er TEMPS (fig. 1re). — Le lien circulaire est appliqué selon les règles de l'art (voyez première partie, bandage circulaire du bras avant la saignée), de manière à intercepter la circulation veineuse à un centimètre et demi au-dessus du pli du bras, et à refouler la peau de bas en haut pour exercer une tension des téguments dans ce sens; on se convainc ensuite, en tâtant le pouls à l'artère radiale que la circulation artérielle continue à se faire convenablement; s'il en était autrement, il faudrait desserrer la ligature jusqu'au point de rendre sensibles les battements artériels. On fait choix alors de la veine que l'on se propose d'ouvrir, et on l'explore avec attention afin de s'assurer:

tranchante mue par un ressort. La boîte est placée sur la veine et le ressort en se détendant, pousse dans le vaisseau l'instrument tranchant.

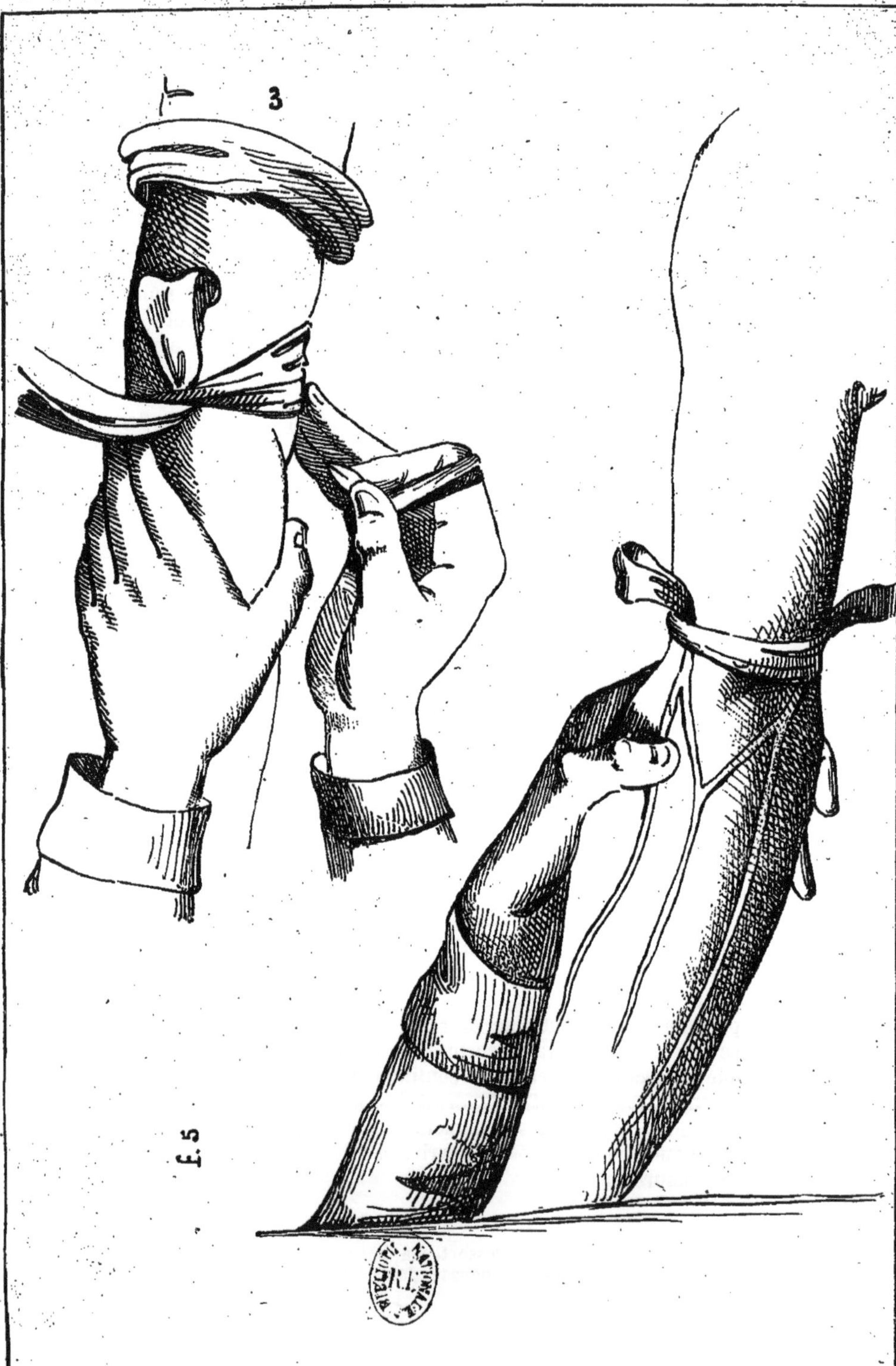
3

1° Qu'elle est convenablement remplie par le sang et qu'elle offre au doigt qui la touche une sensation de résistance prononcée ;

2° Qu'elle est roulante ou fixe ;

3° Qu'elle est séparée de l'extérieur par une épaisseur de téguments plus au moins considérable.

4° Qu'elle n'a aucune artère sous elle ou dans son voisinage, ou qu'elle est au juste la disposition de l'artère eu égard à la veine.

2me TEMPS (fig. 3). 1er *mouvement.* — On choisit la lancette dont on veut faire usage, on l'ouvre de manière à faire faire à la lame un angle de 90 dégrés environ avec les lamelles réunies de la chasse ; on en essaie la pointe sur l'épiderme de la paume de la main, et, si cette épreuve est satisfaisante, on place l'extrémité libre de la chasse dans la bouche, la pointe de l'instrument dirigée à gauche si l'on saigne le bras droit, dans le sens opposé, si l'on saigne le bras gauche.

2me *mouvement.* — On se tient en dedans du membre que l'on doit saigner (supposons le membre droit) ; on place la main du malade sous l'aisselle gauche du chirurgien qui l'y maintient solidement fixée en rapprochant le bras du tronc ; on embrasse le coude du malade avec la paume de la main gauche, en mettant en même temps le membre à saigner dans l'extension ; les quatre derniers doigts de cette main tendent la peau du pli du bras de dehors en dedans, pendant que, par l'éminence thénar, on exerce une tension dans le sens opposé ; le pouce resté libre est appliqué sur la veine, au-dessous de l'endroit où l'on se propose de piquer cette dernière, et est destiné à la fixer et à tendre les téguments qui la recouvrent dans le sens opposé à la traction opérée par la ligature : tout en tirant la peau en bas au moyen du pouce, il faut éviter de refouler le sang dans la même direction, ce qui aurait pour effet de désemplir la veine et de rendre difficile l'incision de ses parois ; on évite ce résultat en pressant le plus légèrement possible, de manière à ne faire porter l'effort que sur la peau pendant que la tension s'opère.

3me *mouvement.* — On saisit la lame de la lancette entre la pulpe du pouce et celle de l'index de la main droite, en ne laissant découverts que 2 centimètres environ de sa pointe ; puis appliquant l'extrémité des doigts médius et annulaire sur le côté interne du pli du bras du malade pour prendre un point d'appui, on fléchit les doigts qui tiennent la lancette et on en présente la pointe presque perpendiculairement à la veine à ouvrir. Le vase destiné à recevoir le sang est glissé par un aide de dehors en dedans, au-dessous du pli du bras de l'opéré.

3me TEMPS. — La lancette est enfoncée dans la veine par un

mouvement de ponction effectué par l'extension des deux doigts qui tiennent l'instrument, puis si l'incision n'est pas suffisante, on fait suivre ce premier mouvement d'un mouvement d'élévation de la pointe; dans le cas contraire, on retire purement et simplement la lancette en fléchissant le pouce et l'index qui la fixent. La sensation de résistance vaincue, quelquefois une gouttelette de sang qui se montre au bord de la plaie, indiquent qu'on a pénétré dans la cavité de la veine. On retire la main armée de la lancette et l'on reçoit le jet de sang dans le vase préparé.

4me TEMPS (fig. 4). — La chasse de la lancette est replacée dans la bouche, ou bien l'instrument est fermé et posé sur un meuble voisin; le chirurgien se porte au côté externe du membre, soutient le coude un peu fléchi avec la main gauche et le poignet avec la main droite; si l'on veut un écoulement de sang plus rapide, on fait rouler dans les doigts du malade un corps arrondi, un lancettier, une bande, un étui.

5me TEMPS (fig. 5). — Lorsque la quantité de sang voulue a été tirée, on arrête la saignée en posant le pouce de la main gauche immédiatement au-dessous de la plaie, et en faisant cesser les mouvements des doigts du malade; on enlève la ligature au moyen de la main droite, on lave la petite blessure, on en rapproche les lèvres et on place dessus la petite compresse qu'on y maintient fixée en faisant, au moyen de la bande, le 8 du coude (Voyez première partie, Bandage croisé du coude après la saignée). On applique contre le tronc le membre fléchi à angle droit. La lancette est lavée avec soin à l'eau froide et essuyée, avec la précaution de se servir, pour cet objet, d'un linge fin et doux, et de soutenir toujours la lame par un des côtés de la chasse.

Pour saigner le bras gauche, si le chirurgien est ambidextre, il suffit de faire jouer à la main gauche le rôle de la main droite et *vice versa*. Si le chirurgien n'est pas ambidextre, il se place en dehors du membre dans le 2me temps de la saignée et se sert de la main droite pour faire la ponction de la veine; l'opération est alors plus difficile à exécuter.

Après vingt-quatre ou trente-six heures, le bandage, aidé de l'immobilité du membre a produit la réunion des lèvres de la petite plaie, et on peut l'enlever. Si la saignée doit être répétée à un court intervalle, on peut retarder cette réunion en plaçant une petite quantité de corps gras sur la compresse. Lorsque l'on veut rouvrir la blessure, on commence par enlever le bandage; on place la ligature et si le gonflement des veines qui en résulte ne suffit pas pour faire jaillir le sang, on applique en travers deux doigts de la main gauche, l'un au-dessus, l'autre au-dessous de la plaie, et l'on frappe un coup sec sur ces doigts avec l'autre main : En général, à moins que le

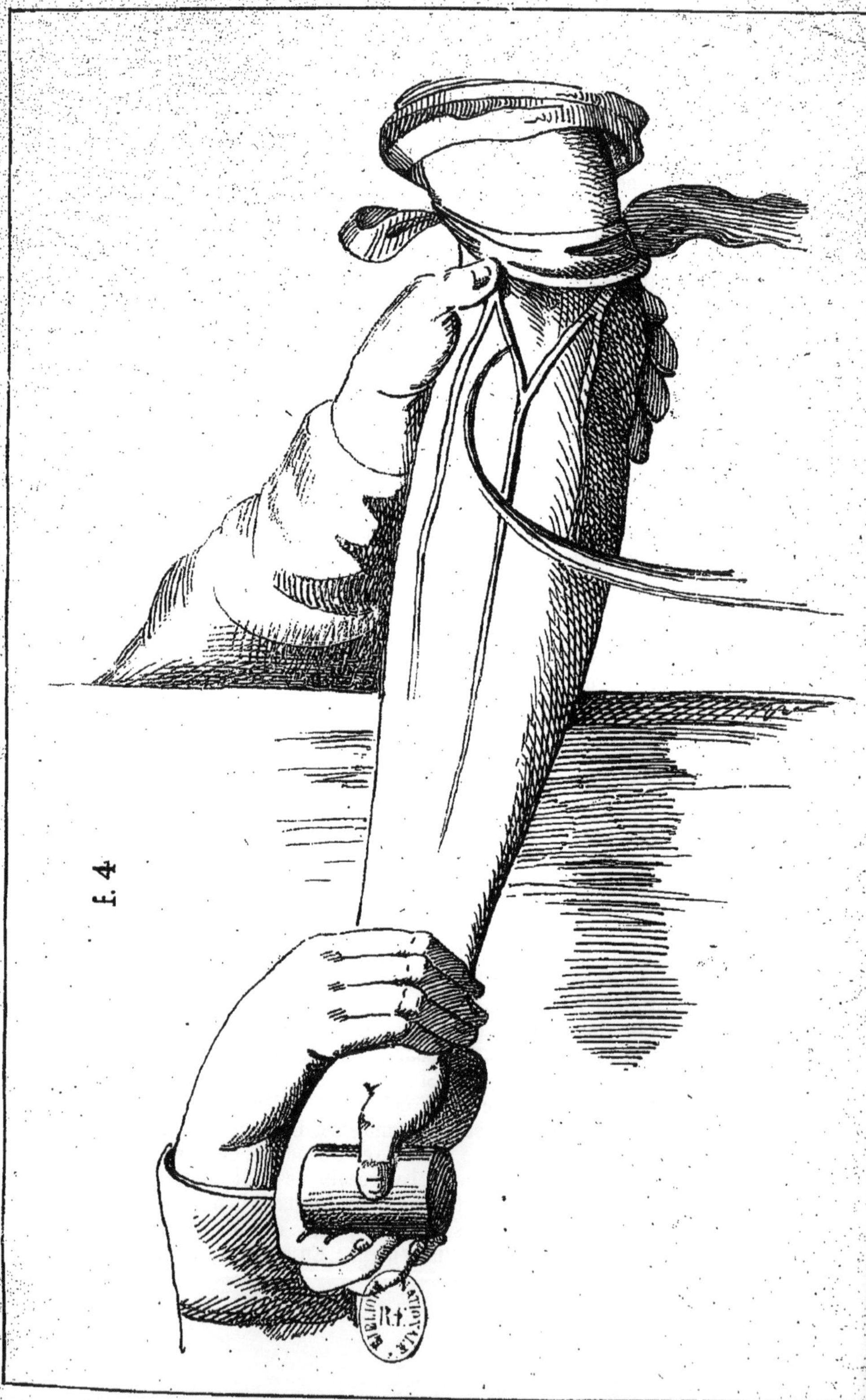

f. 4

sang ne s'échappe facilement et largement de la première saignée, il vaut mieux en faire une nouvelle que de s'exposer à provoquer une phlébite par des manœuvres imprudentes.

DIX-HUITIÈME LEÇON.

De la saigné du bras (suite.)

Les veines peuvent, malgré la constriction de la ligature ne point paraître; c'est ce qui arrive parfois chez les femmes ou chez les enfants; alors on fait rouler dans les doigts un corps arrondi dans le but de favoriser par la contraction des muscles de l'avant-bras, le reflux du sang des veines profondes dans les veines superficielles; si ce moyen ne suffit pas, on peut plonger pendant quelques instants le bras dans de l'eau chaude; mais il ne faudrait pas prolonger trop longtemps cette immersion, de peur que la congestion des capillaires qui résulterait d'une immersion trop longue, ne masquât les vaisseaux plus considérables. On peut encore s'aider d'une lumière artificielle que l'on projette obliquement sur le membre, et qui permet d'apercevoir l'ombre du relief des vaisseaux veineux. Dans ces cas difficiles, le toucher rend de grands services, il permet de distinguer la résistance et l'élasticité de la veine que l'œil ne voit pas et de juger de son diamètre, de sa profondeur et de sa direction; les anciennes cicatrices peuvent aussi servir de guide. Si aucun de ces expédients ne réussit, on doit renoncer à la saignée du pli du bras, et la remplacer par celle du poignet ou de la main, à moins que l'on ne préfère comme le conseillait Lisfranc, inciser transversalement la peau sur le trajet de la veine céphalique, et ouvrir ce vaisseau que l'on reconnaît au fond de la plaie à sa couleur bleuâtre et à sa rénitence ordinaire.

Faut-il ouvrir les veines en travers, en long ou obliquement? Il n'y a pas à cet égard de règle précise: quand la veine est large bien développée, superficielle et sans rapports importants, peu importe le sens selon lequel on l'incise; au contraire, lorsque la veine est petite et profonde, il faut mieux l'inciser obliquement ou transversalement que suivant la direction longitudinale; on saignera plus facilement en long les veines roulantes.

Quelques malades sont indociles et disposés à retirer le bras à l'instant de la piqûre, il faut dans ces cas, solidement fixer le membre sur le genou fléchi et relevé au moyen d'une chaise basse ou d'un tabouret.

Plusieurs causes peuvent s'opposer à l'écoulement du sang après la piqûre.

1re CAUSE. — La veine n'est pas atteinte par l'instrument et l'on fait ce qu'on appelle une saignée blanche ; ce résultat peut être dû à ce que la veine est roulante, profonde ou incomplètement remplie desang, et échappe à l'instrument par sa mobilité, sa profondeur ou sa flaccidité; soit à ce que la lancette est émoussée et coupe mal, n'est pas enfoncée assez profondément, ou est mal dirigée. On remédie à cette saignée blanche en reportant la lancette au fond de la blessure sur la veine intacte que l'on reconnait à sa couleur propre, ou bien si l'on ne voit pas le vaisseau, en en choisissant un autre plus facile à ouvrir.

2me CAUSE. — La veine peut avoir été divisée, mais dans une trop petite étendue, et le sang cesse bientôt de couler malgré les frictions faites dans le sens de la circulation veineuse ; on agrandit alors l'ouverture, où l'on fait une nouvelle piqûre sur une autre veine.

3me CAUSE.— La ligature est trop serrée et intercepte en partie la circulation artérielle, de sorte qu'il ne vient plus de sang nouveau dans les veines pour remplacer celui qui s'est échappé par la plaie, et la saignée s'arrête ; on y remédie en desserrant le bandage.

4me CAUSE.— La ligature ne sert pas assez ; il suffit d'augmenter son dégré de constriction.

5me CAUSE. — Le sang n'arrive ni assez vite, ni en assez grande quantité dans les veines superficielles; dans ce cas, on fait rouler quelqu'objet dans la main et l'on presse de bas en haut sur les veines de l'avant-bras.

6me CAUSE. — Des flocons graisseux s'interposent entre les lèvres de la plaie ; on les écarte avec la pointe mousse d'un stylet ou une tête d'épingle, ou bien on les excise, si c'est possible, au moyen des ciseaux.

7me CAUSE. — Les lèvres de la plaie veineuse ne sont pas parallèles avec celles de l'incision cutanée ; ce défaut de parallélisme, non-seulement empêche le sang de s'échapper au-dehors, mais encore produit son infiltration dans le tissu cellulaire. On y remédie par une position convenable donnée au bras, ou en tirant la peau qui avoisine l'incision dans tel ou tel sens, suivant le besoin.

8me CAUSE. — Le malade tombe ensyncope; nous allons parler de cet accident.

La saignée est sujette à de nombreux accidents.

1o LE TROMBUS. — C'est une tumeur indolente en forme de bos-

f. 1.

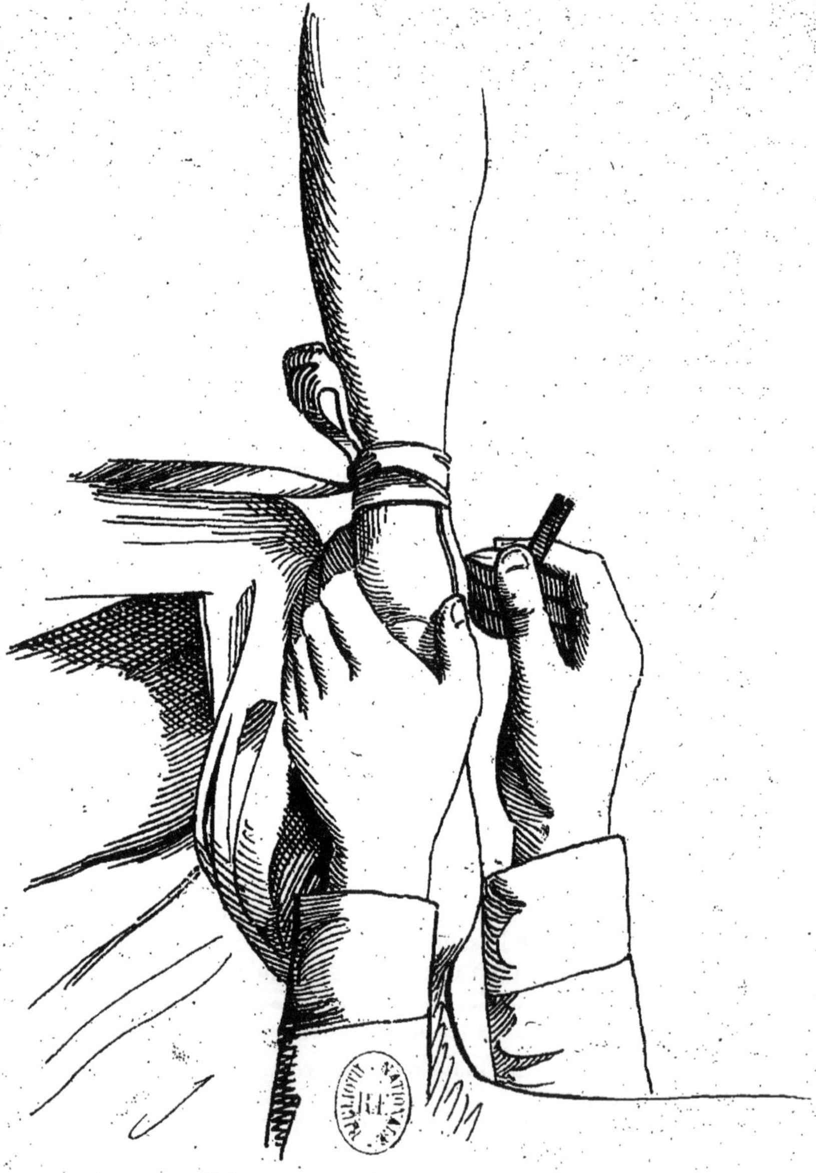

selure, occasionnée par une infiltration sanguine du tissu cellulaire entre la veine ouverte et les téguments, qui se produit lorsqu'il y a défaut de parallélisme, ou lorsque l'incision de la peau est trop étroite. Cette tumeur forme bientôt obstacle à l'écoulement du sang, et si, dans quelques cas, des pressions modérées et le rétablissement du parallélisme, ou l'aggrandissement de la plaie permettent d'achever la saignée, le plus souveut on est forcé d'ouvrir une autre veine.

Le trombus exige pour seul traitement l'emploi d'une compresse imbibée de liquide résolutif, et disparait par l'absorption en peu de jours.

2° L'ECCHYMOSE — qui est un accident de peu d'importance, se développant autour de la plaie et même à une certaine distance le lendemain ou le surlendemain de la saignée; il est dû à la transsudation au travers du tissu cutané, d'un peu de sang épanché dans le tissu cellulaire et ne réclame aucun traitement.

3° LA SYNCOPE—qui est une des causes qui suspendent l'écoulement du sang; elle peut être amenée par l'émotion du malade, la frayeur qu'il a de la saignée; elle peut être causée par un écoulement de sang trop rapide ou trop abondant, ou bien être liée à quelque idiosyncrasie. On la voit se manifester pendant ou après la saignée. Aussitôt que cet accident se déclare, il faut arrêter la saignée, coucher horizontalement le malade, faire arriver vers lui de l'air frais, lui faire respirer de l'eau de cologne, du vinaigre, des sels, lui projeter de l'eau fraîche sur le visage; lorsque la connaissance est revenue, on achève la saignée.

4° LA DIFFICULTÉ D'ARRÊTER LE SANG. — On éprouve quelquefois beaucoup de peine à faire cesser l'écoulement du sang après la saignée, soit parce que les vêtements du malade exercent une constriction trop forte, soit que la veine ouverte forme une tumeur variqueuse avec amincissement de la peau, suite de nombreuses saignées; dans le premier cas, on s'empresse de détruire l'obstacle physique, dans le second, on exerce une compression plus forte que de coutume qui suffit ordinairement pour étancher le sang.

5° LA PIQURE D'UNE ARTÈRE VOLUMINEUSE. — C'est un accident des plus graves: lorsque le jeune chirurgien s'aperçoit de sa maladresse à la couleur rouge vif du sang, à sa sortie par jets saccadés isocrones aux battements du cœur, à son impétuosité d'écoulement plus grande, il doit, après avoir tiré la quantité prescrite de sang, appliquer sur la piqûre plusieurs petites compresses carrées et exercer sur ces compresses superposées une forte pression, au moyen d'une bande solide; il prévient ensuite de l'accident le chef de service, afin que ce dernier y avise.

6° La piqure des nerfs voisins de la veine sur laquelle on pratique la saignée. — Cette piqûre peut occasionner des douleurs violentes et quelques accidents convulsifs, même tétaniques. On a recours alors au traitement des plaies des nerfs.

Enfin, la saignée du bras est sujette aux nombreuses complications des plaies, l'inflammation, la suppuration, l'érysipèle, la phlébite. Il faut, quand ces complications se manifestent, les combattre par leur traitement propre.

De la saignée du pied.

Cette saignée se pratique le plus ordinairement sur la veine saphène interne ou sur la veine saphène externe, au niveau des malléoles; aussi devrait-on, pour cette raison l'appeler saignée de la jambe. Lorsque les veines saphènes sont peu développées, on choisit une des veines de la face dorsale du pied, mais en général, l'ouverture de ces veines donne lieu à un faible écoulement de sang. La veine saphène interne, à son passage sur la malléole interne, est quelquefois très-volumineuse, roulante, à parois denses et épaisses; recouverte par la peau et le nerf saphène interne, elle repose immédiatement sur le périoste de la malléole tibiale. La saphène externe, moins volumineuse que la précédente, est aussi sous-cutanée et appliquée souvent sur la malléole péronière; elle est cotoyée par le nerf saphène externe.

Pour pratiquer la saignée du pied, on prépare le même appareil que pour la saignée du bras; on y ajoute seulement un sceau plein d'eau chaude destiné à recevoir le pied que l'on doit saigner.

Le sujet est assis sur une chaise ou mieux, sur le bord d'un lit un peu élevé; on plonge le pied à saigner dans l'eau chaude, jusqu'à mi-jambe, et on l'y maintient jusqu'à ce que les veines du pied soient gonflées et saillantes; alors le chirurgien fait retirer le pied du liquide, en appuie le talon sur son genou gauche convenablement garni d'un drap d'alèze plié en plusieurs doubles, et place le bandage circulaire de la jambe avant la saignée (Voyez première partie); il fait choix de la veine, s'assure qu'elle est bien distendue par le sang, puis il embrasse le pied de sa main gauche, les quatre derniers doigts s'appuyant sur le tendon d'Achille, le pouce tendant la peau en bas et fixant la veine au-dessous de l'endroit choisi pour l'incision; il fait la ponction avec la main droite armée de la lancette, en ayant soin de ne pas percer le vaisseau de part en part. Quelquefois le sang s'écoule en jet, mais souvent il coule en nappe et s'arrêterait bientôt, si l'on n'avait pas la précaution de faciliter son

f. 1

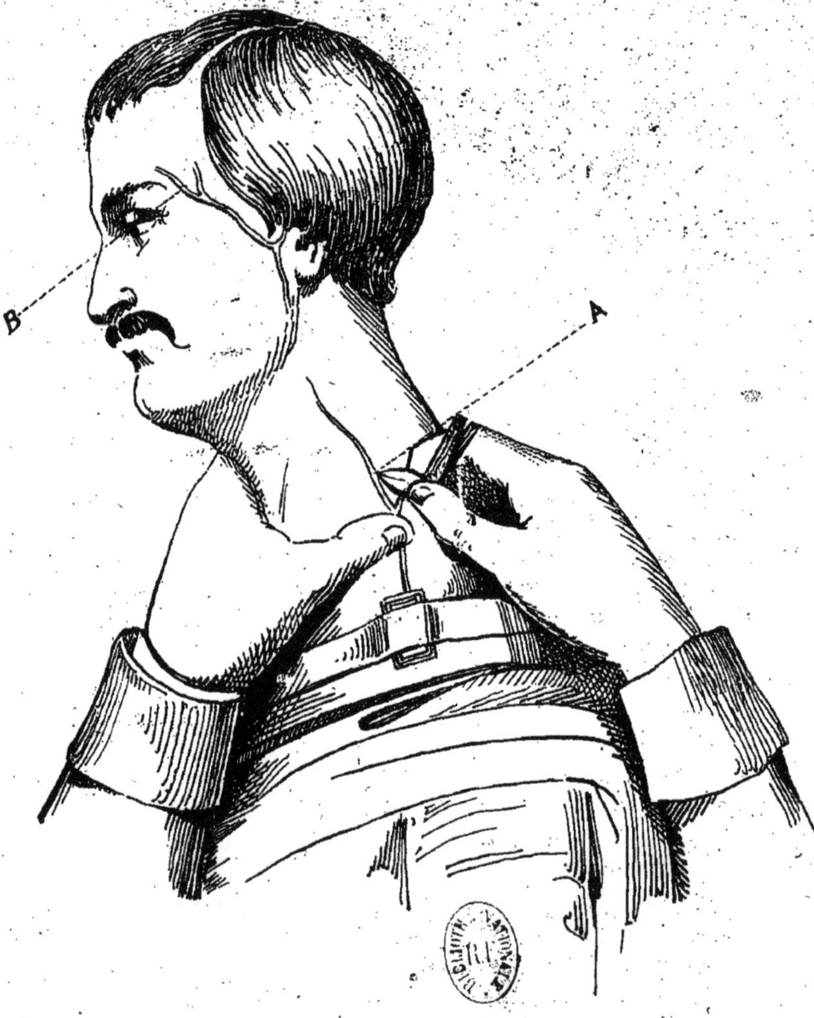

écoulement en replongeant le pied dans le sceau d'eau chaude ; c'est à la coloration de cette eau qu'on juge de la quantité de sang tirée. Quand la saignée est suffisante, on retire le pied de l'eau, on le replace sur le genou, on détache la ligature, on ferme la plaie et on la maintient fermée par une mouche de taffetas d'Angleterre, ou par une petite compresse carrée pliée en plusieurs doubles et soutenue par le 8 de chiffre du pied et de la jambe (voyez première partie).

La saignée du pied met un peu plus de temps à se cicatriser que la saignée du bras ; elle est, du reste, sujette aux mêmes accidents que cette dernière, la blessure de l'artère près : un accident qui lui est propre est la rupture de la pointe de la lancette dans la malléole, lorsque l'instrument est enfoncé trop profondément ; il n'y a rien à faire dans ce cas, que de combattre l'inflammation qui peut résulter de l'incrustation de ce petit corps étranger dans la substance osseuse.

DIX-NEUVIÈME LEÇON.

De la saignée de la jugulaire.

C'est la veine jugulaire externe que l'on ouvre pour pratiquer cette saignée. Cette veine qui est l'aboutissant des veines collatérales des artères provenant de la carotide externe, se dirige presque perpendiculairement sur les côtés du cou pour se jeter au-dessus de la clavicule dans la veine sous-clavière ; dans ce trajet, elle est recouverte par la peau et le peaucier, repose sur le muscle sterno-mastoïdien, dont elle croise la direction, et est en rapport avec les filets superficiels du plexus cervical.

Les préparatifs sont les mêmes que pour la saignée du bras, on y ajoute une carte à jouer ou une gouttière de corne ou de métal. Pour pratiquer cette opération, le sujet peut être assis, ou couché, la tête un peu tournée du côté opposé à la saignée. On produit le gonflement de la veine, en appliquant une compresse sur elle au-dessus de la clavicule, et en soutenant cette compresse par une ligature que l'on noue sons l'aisselle opposée ; on peut du reste se borner à comprimer le vaisseau avec le pouce ; on fait ensuite exécuter au malade quelques mouvements de mastication ; on refoule de bas en haut avec le pouce de la main gauche la sang accumulé dans la veine, tout en tendant la peau dans le sens opposé, et l'on pratique avec la lancette dont est armée la main droite, une incision d'un centimètre d'étendue, comprenant la peau, le peaucier et la paroi antérieure de la veine, au-dessus de l'endroit comprimé, mais toujours dans la moitié inférieure du vaisseau ; cette incision doit être dirigée de bas en haut et d'avant en arrière, afin que la section perpendiculaire des fibres du peaucier qui en résulte, détermine la rétraction des lèvres de la plaie et facilite la sortie du sang. Si le sang ne s'échappe pas par jet, on le conduit dans la palette au moyen de la carte à jouer ployée en gouttière ou de la gouttière de métal ; pour rendre l'écoulement du sang plus rapide et plus abondant, on peut faire exécuter au malade des mouvements de mastication.

Lorsque la quantité de sang prescrite est tirée, on arrête la saignée en levant la compression, et en ordonnant au sujet de fare quelques inspirations profondes. Une mouche de taffetas gommé, ou une compresse soutenue par le bandage oblique du cou et de l'aisselle, suffit le plus ordinairement pour empècher le sang de s'échapper et pour produire la réunion des lèvres de la plaie ; si ces moyens étaient insuffisants, on aurait recours à un point de suture.

Les accidents de cette saignée sont les mêmes que ceux de la saignée du bras, saufla piqûre de l'artère qu'on n'a guère à craindre. La blessure des filets du plexus cervical est surtout à redouter chez les jeunes enfants, et on cite quelques cas de mort attribués à cette cause ; on évitera cet accident en pratiquant toujours la saignée dans la moitié inférieure de la veine. Doit-on dans cette saignée se préoccuper de l'entrée possible de l'air dans la veine ouverte et des suites fâcheuses de cet accident? Quelques personnes résolvent affirmativement cette question et conseillent, pour se prémunir contre ce malheur, de fermer le veine avant d'enlever la compression ; rien ne s'oppose à la mise en pratique de ce conseil dicté par une extrême prudence.

De la saignée des artères ou artériotomie.

Fig. 1. B. — On n'a guère conservé que la saignée de l'artère temporale, parceque ce vaisseau placé superficiellement, peut être ouvert avec facilité, et parceque, soutenu par les os, il peut-être comprimé avec la certitude d'en obtenir l'oblitération. Cette artère est du reste assez volumineuse pour fournir une quantité considérable de sang. Il est loisible de diviser l'une des branches de la temporale sur le front ou sur la tempe, ou bien le tronc même de l'artère avant sa division au-devant de l'oreille et un peu au-dessus de l'arcade zygomatique; cependant, il est préférable de faire l'opération sur les branches de division, sur lesquellesla compression est plus facile à exercer et partant plus efficace.

Après avoir rasé la tempe s'il en est besoin, on s'assure des

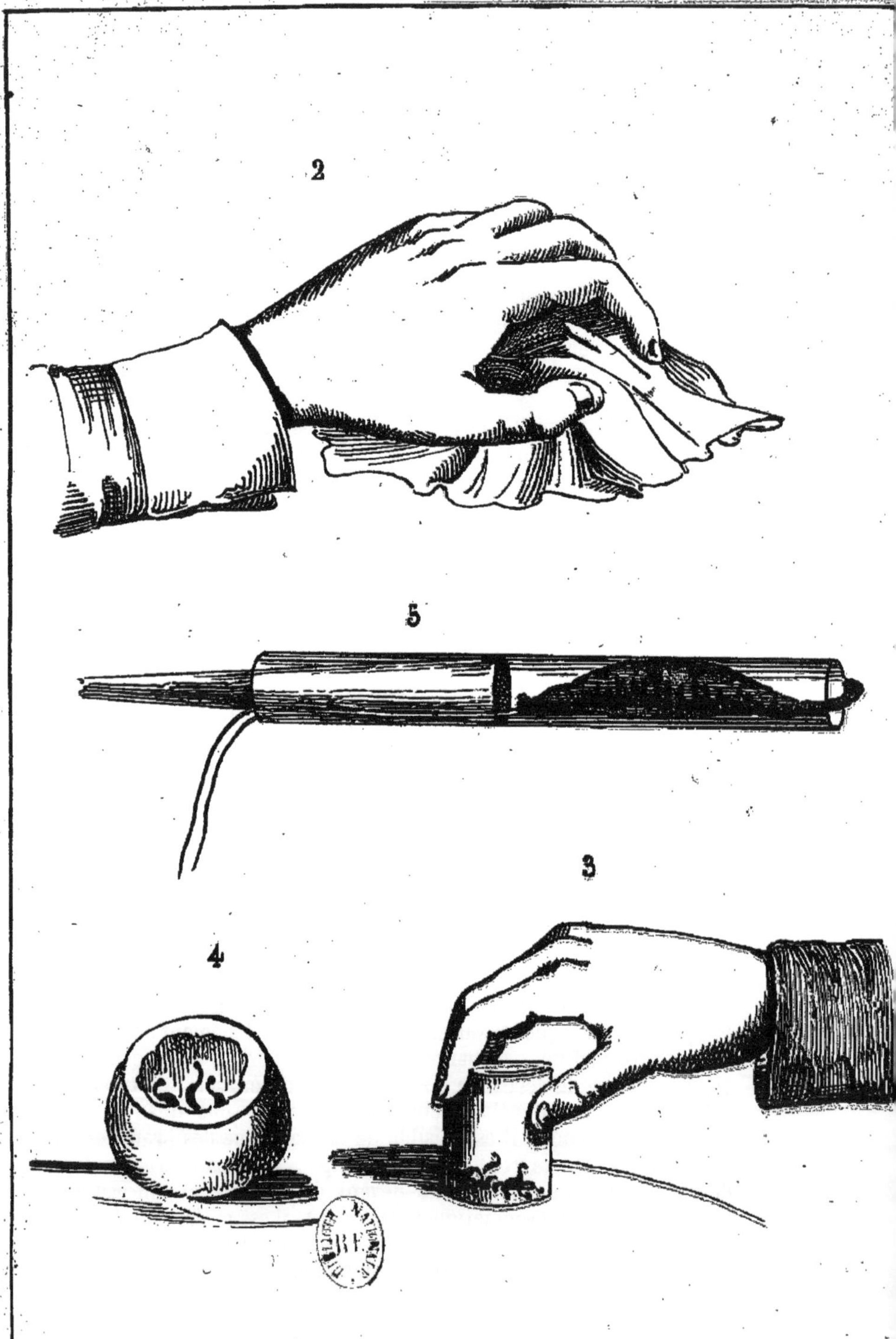
2
5
3
4

battements de l'artère et on choisit le point où l'on se propose de l'ouvrir; le sujet est assis, la tête appuyée sur le côté opposé à l'opération, ou mieux couché; le chirurgien tend la peau, et fait, au moyen du bistouris droit ou d'uue forte lancette, une incision d'un centimètre qui divise la peau et l'artère dans toute son épaisseur et transversalement; le sang s'échappe aussitôt par jets saccadés; on le conduit dans la palette avec une carte ployée en gouttière. Quand la saignée est jugée suffisante, on comprime avec les doigts au-dessus et au-dessous de la plaie, on lave cette dernière, puis on applique sur elle une compresse épaisse, maintenue par le nœud d'emballeur ou le croisé de la tête. Les accidents possibles sont l'anévrysme consécutif de l'artère à l'endroit de la blessure et la lésion des filets nerveux de la 5e et de la 7e paires.

Des saignées capillaires ou locales.

Ces espèces de saignées s'appliquent sur le réseau capillaire des enveloppes externe et interne au moyen des sangsues, des mouchetures et des scarifications.

Application des sangsues.

On applique les sangsues sur toutes les parties du tégument externe recouvert ou non d'épiderme, et sur tous les points accessibles des muqueuses. Les préparatifs à faire sont de raser la partie quand elle est couverte de poils, et de la laver avec le plus grand soin avec de l'eau tiède; on pose les sangsues en masse ou bien une à une.

Application en masse.

1er PROCÉDÉ. (fig. 2.) — On place les sangsues au centre d'une compresse que l'on soutient sur l'endroit où l'application est prescrite, avec la main ou avec un bandage, afin d'éviter que les sangsues s'échappent avant d'avoir piqué.

2me PROCÉDÉ (fig. 3). — On réunit les sangsues dans un verre que l'on renverse sur la partie, et que l'on maintient jusqu'à ce qu'elles soient attachées.

3me PROCÉDÉ (fig. 4). — On creuse une cavité dans une pomme, on y place les sangsues, et on renverse la pomme sur le lieu indiqué pour l'application. Par ce moyen, les sangsues prennent avec une rapidité étonnante.

Application une à une.

1er PROCÉDÉ. — On tient la sangsue entre les trois premiers doigts de la main droite, de sorte que l'extrémité buccale de l'animal dépasse ces doigts et puisse être présentée à la partie sur laquelle la piqûre doit être faite; on ne lâche la sangsue que lorsqu'elle est bien attachée. Afin de faciliter l'application des sangsues qui est toujours longue et pénible par ce procédé, on conseille d'humecter la partie avec du lait, de la crême ou du sang. On conseille encore pour empêcher la sangsue de glisser, d'interposer entr'elle et les doigts un linge fin et sec.

2me Procédé (fig. 5). — On introduit la sangsue dans un tube de verre dont la cavité est assez étroite pour que l'animal ne puisse se retourner, ou bien dans une carte roulée, et on la pousse avec un petit bâton sur le lieu d'application. Quand la sangsue est attachée, on retire le tube ou la carte. On emploie ce procédé pour porter les sangsues dans une cavité, dans la bouche, par exemple, le vagin ou le rectum. Afin d'éviter que la sangsue ne pénètre dans quelque cavité profonde, il est bon de traverser son extrémité caudale d'un fil dont les chefs sont maintenus à l'extérieur. Un spéculum ouvert sur le côté ou à son extrémité est nécessaire pour poser des sangsues sur la muqueuse du rectum, du vagin et du col de l'utérus.

Les sangsues se détachent lorsqu'elles sont gorgées de sang, après un laps de temps qui varie entre quelques minutes et une heure, les grosses sangsues restent plus longtemps appliquées que les petites. Le sang continue à couler pendant plusieurs heures après la chute des sangsues; on peut facililer cet écoulement consécutif par des lotions d'eau tiède, des fumigations d'eau chaude, ou des cataplasmes émollients que l'on renouvelle plusieurs fois, en ayant le soin de laver la partie à chaque renouvellement de cataplasme. Lorsque le sang a cessé de couler, les piqûres se bouchent par un petit caillot sanguin, et il n'est besion d'aucun pausement pour obtenir la guérison en plusieurs jours.

Il peut être nécessaire de provoquer la chute des sangsues avant leur réplétion; il faut bien, dans ce cas, se garder de les arracher de force; il suffit de les saupoudrer légèrement de sel marin, de cendres de tabac, ou de toute autre substance irritante pour les voir se détacher à l'instant même.

Dans le but d'obtenir un écoulement de sang considérable, au moyen d'un petit nombre de sangsues, on a conseillé de couper l'extrémité caudale des sangsues avant leur réplétion; de cette manière, le sang sort au fur et à mesure qu'il est pompé. Cette pratique réussit sur quelques sangsues, mais elle provoque la chute de la plupart, aussi y a-t-on généralement renoncé.

Chaque sangsue fait perdre, terme moyen, 10 grammes de sang, en comprenant le sang dont elle est gorgée et celui qui s'écoule après sa chute, de sorte qu'il faut appliquer de 40 à 50 sangsues pour obtenir une saignée de 500 grammes.

Deux accidents principaux peuvent suivre l'application des sangsues ; ce sont :

1° L'excès de douleur occasionnant quelquefois des spasmes et des convulsions ; on emploie dans cette circonstance, les antispasmodiques.

2° L'hémorrhagie ; souvent l'agarie, le linge brulé, la poudre hémostatique, une compression méthodique, suffisent pour se rendre maître du sang ; si ces moyens simples échouent, on conseille de cautériser les piqûres avec un crayon de nitrate d'argent taillé en pointe ou un stylet rougi à blanc ; enfin, si malgré la cautérisation, le sang continue à couler, on l'arrête définitivement en traversant la base de la piqûre par une épingle à suture, et en jetant sur cette épingle quelques anses de fil ciré.

Ontre ces accidents, les piqûres de sangsues sont sujettes à s'enflammer, à suppurer, à dégénérer en ulcères et à se gangrener · un traitement spécial est nécessaire dans ces circonstances.

VINGTIÈME LEÇON.

Des mouchetures (fig. 1re

Ce sont des piqûres peu profondes faites à la peau ou à la muqueuse au moyen d'une pointe de lancette ou d'une aiguille droite en forme de fer de lance : on les produit en faisant pénétrer l'instrument tranchant dans les tissus à une profondeur peu considérable, par un simple mouvement de ponction.

Des scarifications (fig. 2.)

On doit entendre par scarifications des incisions superficielles d'une longueur variable, qui ne doivent jamais dépasser la couche vasculaire de la peau ou des muqueuses.

On se sert, pour les pratiquer, de la lancette, du rasoir ou du bistouri à tranchant convexe ; on peut encore faire usage, pour ces petites opérations, d'instruments spéciaux qu'on appelle scarificateurs : si l'on emploie les instruments ordinaires, on tend la partie préalablement rasée, et on y promène le tranchant rapidement, de façon à n'intéresser que l'épiderme et la couche vasculaire superficielle. On agit de la même manière avec le scarificateur du baron Larrey (1) (fig, 3 A). Les scarificateurs à ressort sont tendus avant d'être employés (fig. 3 B). On applique sur la peau le côté où se

(1) Pour avoir plus de légéreté, tous ces instruments, sauf la lancette, doivent être tenus comme un archet de violon.

trouvent les fentes qui doivent livrer passage aux lames tranchantes; on maintient l'instrument en pressant un peu fortement, puis on lache le ressort; par ce moyen, on peut faire d'un seul coup seize et même vingt-quatre scarifications. Les scarifications doivent être parallèles les unes aux autres et ne jamais s'entrecroiser.

Des ventouses.

On donne le nom de ventouse à une espèce de cloche dans laquelle on fait le vide et qu'on applique aussitôt sur la peau, dans le but de produire la congestion de cette dernière. Les ventouses sont dites *sèches* ou *scarifiées,* suivant que l'on se contente de provoquer la congestion de la peau, ou qu'on y ajoute par des scarifications, l'évacuation du sang des capillaires congestionnés.

Ventouses sèches : On se sert, pour appliquer les ventouses, de cloches de verre de forme particulière (fig. 4), ou de verres à boire ordinaires. Le vide peut être obtenu par plusieurs procédés : 1° plonger la ventouse dans de l'eau chaude, la retirer et l'appliquer aussitôt; 2° projeter au fond de la ventouse un peu d'étoupe enflammée, du papier, du coton, ou tout autre corps combustible par lui-même ou rendu plus combustible encore par son imbibition d'alcool ou d'éther; 3° exposer la cavité de la ventouse à la flamme d'une lampe à esprit de vin; 4° déposer la ventouse sur une petite bougie allumée et fixée à la peau; 5° adapter à la ventouse une pompe aspirante (fig. 5). Presque tous ces moyens ont pour résultat définitif de raréfier l'air contenu dans la ventouse, au moyen de la chaleur; lorsque la ventouse est appliquée, cet air se condense par le refroidissement, tend à se mettre en équilibre avec l'air extérieur, et comme la communication avec cet air est interceptée par l'application exacte des bords de la ventouse sur la peau, il en résulte adhérence de la ventouse aux téguments, et attraction, dans la cavité du verre à ventouse, de la peau qui y devient bientôt le siège d'une congestion très-forte, caractérisée par une rubéfaction plus ou moins intense.

On laisse la ventouse appliquée, une ou deux minutes, si l'on ne veut obtenir qu'une simple congestion. En laissant la ventouse plus longtemps, cinq minutes, un quart d'heure par exemple, il y aurait extravasation du sang des capillaires et ecchymose produite. Pour détacher le verre à ventouse, on déprime la peau dans un point de la circonférence de ce verre, au moyen du bout du doigt ou de l'extrémité d'un corps mousse, de manière à donner accès à l'air extérieur.

Ventouses scarifiées : on applique d'abord le verre à ventouse pour congestionner les capillaires (pendant une ou deux minutes);

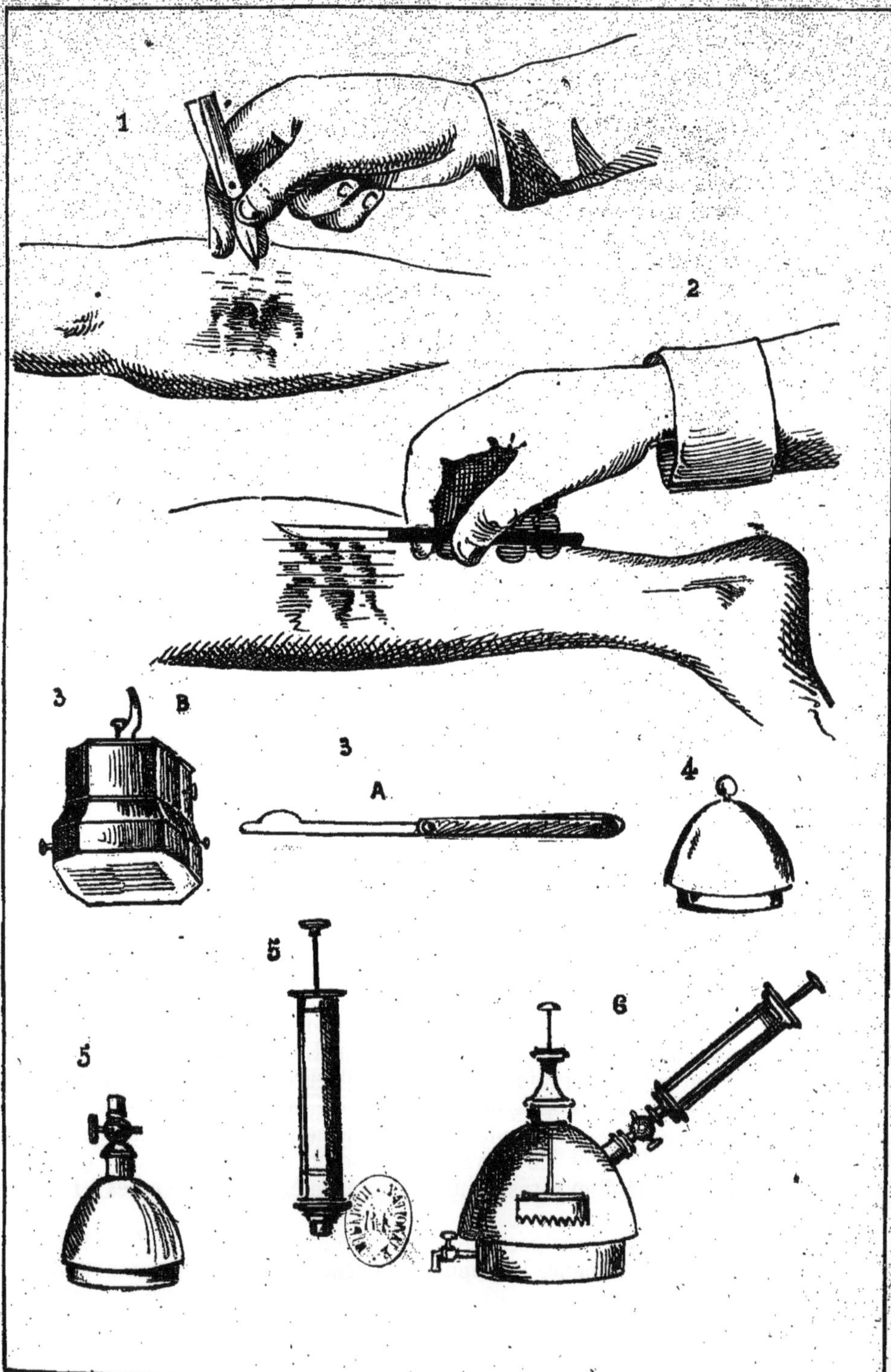
1
2
3
B
3
A
4
5
5
6

on détache la ventouse et l'on fait les scarifications ; on réapplique ensuite la ventouse sur ces scarifications ; lorsque la ventouse est pleine de sang, on l'enlève, on lave à l'eau tiède les petites plaies et on les recouvre d'un linge fin légèrement cératé. Si la quantité de sang tirée n'est pas suffisante, on replace la ventouse encore une ou deux fois, suivant le besoin.

Sous le nom de Bdellomètre (fig. 6), M. Sarlandière a introduit dans la pratique un instrument ingénieux qui facilite singulièrement l'application des ventouses scarifiées : c'est une ventouse à pompe qui contient dans sa cavité un scarificateur mobile, et à laquelle est adapté un robinet. Le mécanisme d'action de cet instrument est fort simple : la ventouse étant placée sur la peau, la pompe aspirante fait le vide, les téguments sont attirés dans la cavité de la ventouse et s'y congestionnent ; le scarificateur pratique les scarifications nécessaires; le sang s'échappe des petites plaies et peut être évacué par le robinet, lorsqu'il remplit la ventouse.

Des lotions.

Elles consistent à laver certaines parties du corps, une ou plusieurs fois le jour, avec de l'eau, ou bien un liquide médicamenteux. On se sert, pour les pratiquer, d'éponges fines ou de lambeaux de linge usé et fin. Le lavage continu s'appelle *irrigation continue*.

Des fomentations.

Elles consistent dans l'application d'un corps chargé de calorique, dans le but de réchauffer une partie ou d'y maintenir une température convenable et égale. Elles sont sèches ou humides : les fomentations sèches se font au moyen d'un fer à repasser chaud, d'une tuile, d'une brique chaudes et enveloppées de linge, de sachets de sable chauffé, de boules ou de cruches d'eau chaude, de flanelle ou de linge qu'on a chauffé fortement. Les fomentations humides se pratiquent de la façon suivante : de la flanelle, ou tout autre étoffe, est trempée dans de l'eau très-chaude, chargée ou non de principes médicamenteux, puis exprimée fortement et appliquée sur la partie à fomenter ; on a le soin de recouvrir cette première pièce d'appareil de plusieurs doubles de linge, ou mieux de taffetas gommé, afin de s'opposer à la déperdition du calorique. Si au lieu d'eau on se sert d'un corps gras, l'huile par exemple, l'opération prend le nom d'*embrocation*.

Des fumigations.

Faire une fumigation, c'est soumettre pendant quelques instants (cinq à quinze minutes) une partie du corps à la vapeur d'une substance dont on produit la vaporisation.

Les moyens employés pour les fumigations diffèrent suivant la substance employée et suivant l'organe soumis à la vapeur; ainsi les fumigations sulfureuses se font en brûlant du soufre au-dessous de la partie; les fumigations mercurielles, en projetant du cinabre sur une plaque de fer chauffée au rouge; les fumigations aqueuses en portant l'eau à l'ébullition ou à peu près; enfin, on est souvent obligé de se servir d'un entonnoir renversé ou d'un cornet de carton pour concentrer la vapeur sur une petite surface ou dans une cavité.

Des Injections.

On donne ce nom à la petite opération qui consiste à pousser un liquide sur une surface ou dans une cavité, au moyen d'une seringue.

Les injections de l'oreille se font avec une seringue de la capacité de 50 à 60 grammes de liquide, à syphon renflé en olive : de la main gauche, le chirurgien tire en haut le pavillon de l'oreille, pour effacer la courbe du conduit auditif, et de l'autre main, qui est armée de la seringue, il pousse doucement le liquide jusqu'à la membrane du tympan, après avoir engagé le syphon dans l'orifice externe du conduit.

Pour les injections de l'urêtre, on se sert d'une petite seringue à syphon conique et allongé : après avoir chargé la seringue, on introduit le syphon dans l'urêtre à la profondeur de 2 centimètres environ, on presse sur ce syphon les lèvres du méat, afin que l'injection ne puisse s'échapper au dehors, puis on pousse le liquide; on retire la seringue en fermant le méat, et après une ou deux minutes, on livre passage au liquide qui a servi à l'opération.

Les injections du vagin se pratiquent avec une seringue à long syphon recourbé, dont l'extrémité est renflée en forme d'olive et percée en arrosoir. La femme doit être couchée, le bassin plus élevé que le reste du corps, afin que l'injection puisse séjourner dans le vagin pendant quelques instants.

Des douches.

On appelle douche la projection à distance variable d'un liquide ou d'un gaz sur une de nos parties. Au moyen d'appareils fort simples, on peut faire arriver le liquide par gouttes, par pluie ou par jet. La douche tient de l'irrigation et de l'injection, mais elle agit surtout par le choc du liquide, dont on peut augmenter ou diminuer la force, suivant le besoin.

Des Insufflations.

On nomme ainsi l'action de souffler une poudre, un liquide ou un gaz sur un organe malade. On se sert, pour cet objet, d'un tuyau de plume ou de paille, ou bien de tout autre tube creux.

Des onctions.

Elles se font en étalant avec douceur et précaution, une couche plus ou moins épaisse de corps gras sur un des points du tégument externe.

Des frictions.

Ce sont des frottements plus ou moins répétés et plus ou moins rudes, sur un des points du corps. On pratique les frictions avec la main nue ou garnie d'une flanelle ou d'une brosse ; elles sont alors dites sèches. On les pratique encore avec des substances grasses, des liquides ; tels que l'eau, l'éther, l'alcool, etc. ; comme dans ce dernier cas, les frottements ont le plus souvent pour but de faire absorber la substance qui sert à la friction, on doit frictionner pendant un temps assez long (dix minutes environ), et avoir soin de bien laver la peau, au préalable, avec de l'eau savonneuse. Si l'on redoute pour soi l'absorption de la substance active, on fera bien de protéger la main qui fait la friction, en la recouvrant d'une vessie fraîche de porc.

Du massage.

Le massage, moyen hygiénique usuel chez les Orientaux et les Russes, consiste dans des pressions, des tiraillements, des tractions, et toutes sortes de mouvements, dans le but d'assouplir une partie et de lui rendre sa liberté d'action, en agissant sur le systême fibro-musculaire.

VINGT-UNIÈME LEÇON.

Des cataplasmes.

On appelle cataplasmes les pâtes et les pulpes diverses que l'on applique sur les surfaces malades. On fait le plus ordinairement les cataplasmes avec de la farine de graine de lin, de la mie de pain, de la farine, de la fécule, en prenant pour excipient l'eau, le lait ou le vin ; dans un but thérapeutique, on mêle à la pâte à cataplasme de la farine de moutarde, des poudres toniques excitantes ou astringentes, des acides, des alcalis, de l'onguent suppuratif, des oignons cuits, de la lie de bière, du savon, etc. Les pulpes de carottes et des pommes de terre sont à peu près les seules dont on se serve pour cataplasme. Une pâte à cataplasme, pour être bonne, doit être homogène, assez liquide pour s'étaler facilement, et assez consistante pour ne pas couler.

On emploie les cataplasmes de deux manières : à nu ou entre deux linges; ces mots n'ont pas besoin d'explication. Le cataplasme à nu se façonne comme nous l'avons dit dans la première partie; quant au cataplasme entre deux linges, il suffit, pour le préparer, de recouvrir le cataplasme à nu d'un carré de mousseline, de treillis ou de linge très-fin, avant d'en replier les bords. Il peut être prescrit d'arroser le cataplasme préparé, avec quelque liquide médicamenteux, tels que l'extrait de saturne, le laudanum, etc. Les cataplasmes doivent se renouveler au moins deux fois en vingt-quatre heures, en raison de la tendance que la pâte a à s'aigrir; il est quelquefois nécessaire de les renouveler plus fréquemment. On les applique ordinairement tièdes; cependant on peut prescrire des cataplasmes froids ou très-chauds.

Des sinapismes.

On donne le nom de sinapismes aux cataplasmes de farine de moutarde; on les prépare en délayant la farine de moutarde avec de l'eau froide, de façon à obtenir une pâte qu'on étend sur une compresse, comme pour le cataplasme à nu. On laisse les sinapismes appliqués pendant vingt minutes au moins et cinquante minutes au plus, suivant le dégré de sensibilité de l'individu et l'effet à produire; si on les laissait plus longtemps, quelques heures, un jour et plus, on s'exposerait à voir survenir des escharres à l'époque de la réaction, lors même que le sinapisme n'aurait pas paru agir. Après avoir enlevé les sinapismes on nettoie la surface qu'ils ont occupée, avec de l'eau tiède et on y applique un corps gras, du cérat simple par exemple, si l'irritation est fort vive. Au lieu de sinapismes purs on emploie quelquefois, dans le but d'obtenir un effet moins marqué et moins prompt, des cataplasmes ordinaires, saupoudrés de farine de moutarde, qu'on appelle, pour cette raison, cataplasmes sinapisés; on peut, sans danger, conserver ces cataplasmes appliqués pendant une douzaine d'heures.

Des vésicatoires.

Appliquer un vésicatoire, c'est développer artificiellement sur la peau des ampoules ou des phlyctènes dues au soulèvement de l'épiderme par un certaine quantité de sérosité. Pour atteindre ce but, ou en d'autres termes provoquer le vésication, plusieurs procédés peuvent être employés.

1er Procédé. — On peut se servir d'eau ou d'huile bouillante, ou de tout autre corps chargé de calorique; mais comme il est difficile, sinon impossible de limiter exactement l'effet de ces moyens, on préfère se servir d'un corps métallique qu'on plonge dans l'eau bouillante et qu'on applique ensuite pendant quelques secondes sur la partie où la vésication doit être produite; un marteau à tête arrondie, le cautère nummulaire sont les instruments utilisés en pareil cas. Il ne faut pas attendre que la vésicule se forme pour enlever l'instrument, car on pourrait s'exposer à déterminer, par un contact trop prolongé, des brûlures au 3.me degré, dont la cicatrisation se ferait longtemps attendre.

2me Procédé.—Une rondelle de linge, une éponge que l'on imbibe d'ammoniaque liquide, et que l'on tient appliquée pendant quelques minutes sur les téguments, produisent la vésication, qui est rendue encore plus rapide par l'addition soit de la ventouse seule, soit de la ventouse et d'un petit sachet contenant de la chaux et du sel ammoniac. La pommade de Gondret (axonge et ammoniaque) procure le même résultat, lorsqu'elle est fraîchement préparée; son effet est cependant moins rapide et exige, pour être produit, une application un peu plus prolongée.

3me Procédé. — On se sert le plus ordinairement, pour amener la vésication, des substances *épispastiques*, et parmi ces substances on choisit de préférence les préparations de cantharides; ce procédé, quoique long, puisqu'il exige un jour pour que le résultat soit obtenu, est plus certain que les procédés précédents, et justifie par là le choix qu'on en fait généralement. Les cantharides s'emploient souvent incorporées à un emplâtre qui prend alors le nom d'emplâtre à vésicatoire; si l'on se sert de cette préparation, on en étale une couche assez épaisse (un tiers de centimètre au moins) sur de la peau, du sparadrap de diachylon gommé ou du linge, en ayant la précaution de limiter régulièrement les bords de cette couche emplastique; cette dernière prescription peut s'exécuter facilement, en recouvrant au préalable la surface de peau ou de sparadrap d'une carte percée d'une ouverture égale à la grandeur du vésicatoire à obtenir, carte que l'on retire quand on a étalé l'emplâtre. Avant d'appliquer l'emplâtre ainsi préparé, il faut saupoudrer la surface de poudre de cantharides. Au lieu d'emplâtre, on peut se servir de levain ou de toute autre pâte un peu consistante.

On peut mettre des vésicatoires sur tous les points des téguments, cependant il est certains lieux ou on les applique de préférence, quand il n'y a pas d'indication contraire; ainsi le bras, au-dessous de l'empreinte deltoïdienne, et la jambe, au niveau de l'expansion tendineuse vulgairement appelée patte-d'oie.

Avant d'appliquer le vésicatoire, on doit raser la partie avec soin et la frictionner fortement avec un linge ou une flanelle secs ou imbibés de vinaigre; on pose ensuite l'emplâtre préparé et on le maintient par un bandage contentif approprié. Lorsque la vésication est obtenue, ce qui exige, comme nous l'avons dit, un temps variable suivant le procédé employé, on observe que l'épiderme est soulevé en ampoule par une certaine quantité de sérosité ; quelquefois une couche couenneuse d'épaisseur variable, remplace la sérosité en totalité ou en partie, ce cas est l'exception ; quelquefois aussi le vésicatoire ne produit pas d'ampoule, bien qu'il soit resté appliqué le temps convenable : cet insuccès peut tenir à deux causes qu'il suffit de signaler pour qu'on les écarte : 1° la mauvaise qualité ou la vicieuse confection de l'emplâtre ; 2° son application sur une ancienne cicatrice. Lorsqu'à la levée du vésicatoire on s'est aperçu qu'il a pris convenablement, on se conduit diversement suivant que l'irritation révulsive doive être momentanée, ou doive être continuée pendant un certain temps et conduite à suppuration : dans le premier cas, le vésicatoire est dit *volant* ; dans le second cas, il est dit *permanent* ou *à demeure*.

Pour produire la dessication du vésicatoire volant, on se borne à provoquer l'évacuation de la sérosité, en piquant l'épiderme soulevé, avec une aiguille ou une pointe de lancette ; la sérosité étant complètement évacuée, on place sur la surface un linge sec ou légèrement cératé ; un épiderme nouveau se forme en quelques jours et remplace celui de l'ampoule, qui tombe par plaques. Quant au vésicatoire permanent, il est nécessaire d'y entretenir de l'irritation pendant un temps plus ou moins long, et pour cela on doit d'abord enlever l'épiderme de l'ampoule dans sa totalité, soit avec des ciseaux, soit avec des pinces ; afin d'éviter la douleur, quelques chirurgiens se contentent de détacher, le premier jour, l'épiderme de la phlyctène sur ses bords et de l'enlever seulement le second jour ; on fait ensuite le premier pansement, qui consiste en un linge enduit de beurre ou de cérat. Les pansements consécutifs (chaque vingt-quatre heures) exigent l'emploi de pommades irritantes, dont la dose doit être en rapport avec la plus ou moins vive excitation de l'exutoire ; on se sert, pour la confection de ces pommades, des onguents basilicum ou styrax, avec addition de cantharides pulvérisées, de garou ou de sabine. Lorsque l'irritation est trop vive, le vésicatoire se sèche, devient très-douloureux et se recouvre d'une couche couenneuse ; on remplace alors les irritants par les émolliens sous forme de cataplasmes, ou de fomentations qui permettent à la fausse membrane de se détacher, et ramènent la suppuration à son type normal. Dans les vésicatoires anciens, on voit surgir de la plaie de grosses végétations saignantes et douloureuses : il est nécessaire d'exciser ces végétations avec des ciseaux courbés sur le plat. Afin d'éviter des cicatrices désagréables à l'œil, il est convenable de changer de place, chaque deux ou trois mois, les vésicatoires qui doivent suppurer pendant longtemps.

Pour faire sécher le vésicatoire qui suppure, il suffit de remplacer les pansements irritants par l'emploi d'une compresse légèrement cératée; ou bien, si l'on veut une dessication lente et progressive, de diminuer graduellement la surface du linge sur lequel on étend la pommade épispastique.

Les vésicatoires peuvent provoquer l'invasion de tous les accidents des plaies qui suppurent : on combat ces accidents, s'ils se manifestent, par les moyens appropriés; en outre, les cantharides amènent quelquefois une *cystite* que l'on peut essayer de prévenir, en saupoudrant de camphre l'emplâtre avant de l'employer, et en se servant de pommade au garou, pour l'entretien du vésicatoire.

VINGT-DEUXIÈME LEÇON.

De l'application des caustiques.

Les caustiques sont des corps chimiques qui détruisent la trame organique des tissus avec lesquels on les met en contact. Cette action qui peut être considérée comme une véritable combinaison chimique, s'appelle *cautérisation potentielle*, ou mieux *caustication*: il en résulte des escharres ou mortifications partielles de tissu.

Le mode d'application des caustiques, et la durée du temps d'application nécessaire pour que l'effet soit produit, sont différents suivant la nature du caustique employé et le but à atteindre; cependant on peut formuler quelques règles générales à suivre, qui sont: 1° de déterger avec soin les surfaces suppurantes et d'en enlever toutes les humidités; 2° de préserver les parties voisines et surtout les parties déclives en les recouvrant d'emplâtres, ou de charpie en quantité suffisante; 3° d'éponger exactement le sang ou la sérosité qui suinte durant l'application du caustique; 4° d'enlever avec soin après l'opération ce qui pourrait rester du caustique non employé.

Mode d'application du nitrate d'argent ou pierre infernale.

On se sert ordinairement de ce caustique à l'état solide sous forme de cylindre, taillé ou non en pointe, retenu par un porte crayon d'argent et renfermé dans un étui. Il suffit pour opérer la cautérisation au nitrate d'argent de toucher avec plus ou moins d'énergie et de durée, suivant le besoin, les surfaces à cautériser; après l'usage, il faut avoir le soin d'essuyer le caustique pour l'empêcher de fondre dans l'étui. L'escharre est blanche sur les bourgeons charnus et les muqueuses, et noire sur les surfaces recouvertes d'épiderme.

Application du sulfate de cuivre solide.

On fend une vergette de bois à l'une de ses extrémités, et l'on place dans l'écartement de la fente un morceau de sulfate de cuivre, qu'on y fixe solidement au moyen d'un fil. On se sert de ce caustique ainsi préparé comme du nitrate d'argent.

Application de la potasse caustique ou pierre à cautère.

1er PROCÉDÉ. On peut s'en servir sous forme de crayon à l'instar des caustiques précédents.

2e PROCÉDÉ. On applique sur la partie où l'on désire obtenir une escharre un carré de sparadrap de diachylon gommé, percé à son milieu d'un trou de moitié moins grand que l'escharre à produire; on place dans l'ouverture de l'emplâtre soit un petit fragment de potasse à la chaux, soit de la potasse écrasée, en ayant la précaution de proportionner la quantité de potasse au but à atteindre (1): on entoure le caustique d'un petit bourrelet de charpie et l'on recouvre le tout d'un nouveau carré d'emplatre agglutinatif; on lève l'appareil 24 heures après, et l'on trouve au-dessous une escharre noirâtre.

3e PROCÉDÉ. On mélange à parties égales de la potasse préparée à l'alcool et pulvérisée, et de la chaux vive également pulvérisée, (cette poudre composée porte le nom de *Caustique de vienne*); on fait, au moyen de quelques gouttes d'alcool, une pâte un peu molle, qu'il suffit d'appliquer en couche d'un demi centimètre d'épaisseur sur le point à cautériser, pour obtenir en dix minutes environ une escharre un peu plus grande que la couche de pâte appliquée; on enlève le caustique et on lave la partie avec de l'eau acidulée, afin de neutraliser les petites portions de caustique qu'on n'a pas pu enlever avec la spatule.

Application de la poudre de rousselot.

On fait avec cette poudre et de l'eau ou de la salive, une pâte qui est placée sur la surface malade, de manière à la dépasser d'un demi centimètre environ, et que l'on recouvre avec précaution de duvet de coton cardé ou de toile d'araignée mouillée légèrement. On laisse tomber la pâte avec l'escharre.

Application de la pâte de canquoin.

Cette pâte qui est composée de chlorure de zinc une partie, de farine deux à quatre parties et de très peu d'eau, auxquels ingré-

(1) Cinq centigrammes de potasse caustique donnent une escharre de la grandeur d'une pièce de 25 centimes.

diens on ajoute quelquefois une demi partie de chlorure d'antimoine, s'applique comme la pâte de rousselot, sauf le coton et la toile d'araignée qui sont inutiles. Plus la couche appliquée est épaisse, plus l'escharre est profonde. Pour que la peau éprouve son action, l'épiderme doit être enlevé.

Application des trochisques de minium.

On fait des mouchetures dans l'organe à détruire, et on enfonce les trochisques dans les petites plaies où on les abandonne.

Application de la poudre d'alun calciné.

On saupoudre légèrement d'alun calciné la surface malade à cautériser. On agit de même avec la poudre de sabine.

Application des caustiques liquides, tels que le nitrate acide de mercure, le beurre d'antimoine, les acides concentrés. etc.

On se sert d'un pinceau composé d'une vergette de balai, à l'une des extrémités de laquelle on fixe au moyen d'un fil, des brins de charpie disposés parallèlement ; le pinceau est imbibé du liquide caustique et promené sur la partie malade. On peut remplacer le pinceau par un linge roulé, un morceau de bois, un bourdonnet de charpie.

Des cautères.

On donne le nom de cautères ou fonticules à des ulcères artificiels de petite dimension. Plusieurs modes peuvent être suivis pour établir un cautère.

1er MODE. On fait à la peau un pli qu'on incise dans l'étendue d'un centimètre environ au moyen du bistouri ; on place entre les lèvres de la plaie une petite boulette de charpie bien serrée, et l'on soutient cette boulette par une compresse pliée en plusieurs doubles ; un bandage approprié complète le pansement. Après trois ou quatre jours, on lève ce petit appareil et l'on trouve la plaie en suppuration; afin d'entretenir cet état, on met un pois à la place de la boulette de charpie.

2e MODE. On convertit en vésicatoire préexistant en cautère, en faisant sécher toute la surface du premier, excepté dans un de ses points, où l'on place un pois à cautère que l'on maintient par un bandage compressif. Au bout de quelques jours, ce petit corps étranger s'est creusé une cavité par ulcération.

3e MODE. On détruit, par la potasse caustique la peau dans une étendue d'un centimètre de diamètre ; lorsque l'escharre s'est détachée (après dix ou quinze jours), par l'emploi d'un cataplasme émollient ou d'un onguent suppuratif, on met un pois dans la cavité qui résulte de la chute de l'escharre.

On se sert pour entretenir les cautères de pois chiches, de petites boules de racine d'iris ou de boulettes de cire ; pour enlever plus facilement ces corps étrangers, lors du pansement, on les traverse habituellement d'un fil. On en place un, deux, trois et même quatre dans un seul cautère, suivant le but qu'on se propose.

Le pansement des cautères doit être renouvelé chaque jour ; il se compose du pois à cautère que l'on enfonce dans l'ulcère artificiel et que l'on recouvre d'une feuille de lierre ou d'un carré de sparadrap de diachylon, d'une compresse et d'un bandage convenable. Si le cautère n'est pas assez excité et ne fournit pas une suppuration suffisante, on se sert pour l'exciter de pommade ou d'onguent irritants, comme le styrax, le basilicum, la pommade épispastique dont on enduit les pois ; si au contraire le cautère offre une irritation trop vive, on calme cette irritation par les cataplasmes émollients, etc. Quelquefois le cautère est le siége de bourgeons charnus exubérants, le chirurgien doit faire justice de ces bourgeons, à coups de ciseaux courbes. Pour faire sécher le cautère, il suffit le plus souvent d'enlever le corps étranger et de panser l'ulcère à plat ; quelquefois il est nécessaire d'y joindre quelques cautérisations au nitrate d'argent.

On peut à la rigueur appliquer des cautères sur toute la surface du corps, mais il est certains points que l'on doit choisir de préférence lorsqu'il n'y a pas d'indication contraire ; ces points sont : Au crâne, la fontanelle antérieure ; à la nuque, la fosse sous occipitale ; au bras, l'empreinte deltoïdienne ; à la cuisse, le creux que l'on remarque à trois travers de doigt au-desssus du condyle interne du fémur; à la jambe, la peau qui recouvre les tendons de la patte d'oie, c'est-à-dire trois travers de doigt au-dessous de la tubérosité interne du tibia.

Des moxas.

On appelle *moxa* toute substance brulée sur les téguments, dans le but de provoquer une douleur vive et prolongée, et de produire une escharre superficielle dans un point circonscrit.

Le moxa le plus ordinairement employé se fait avec du coton cardé qu'on roule en cylindre d'un à deux centimètres de diamètre, et auquel on conserve cette forme en l'entourant d'un fil ou d'un linge cousu ; on divise ensuite le cylindre ainsi formé en tranches d'épaisseur variable suivant l'escharre à produire, mais qui ne doivent jamais dépasser un centimètre et demi de hauteur.

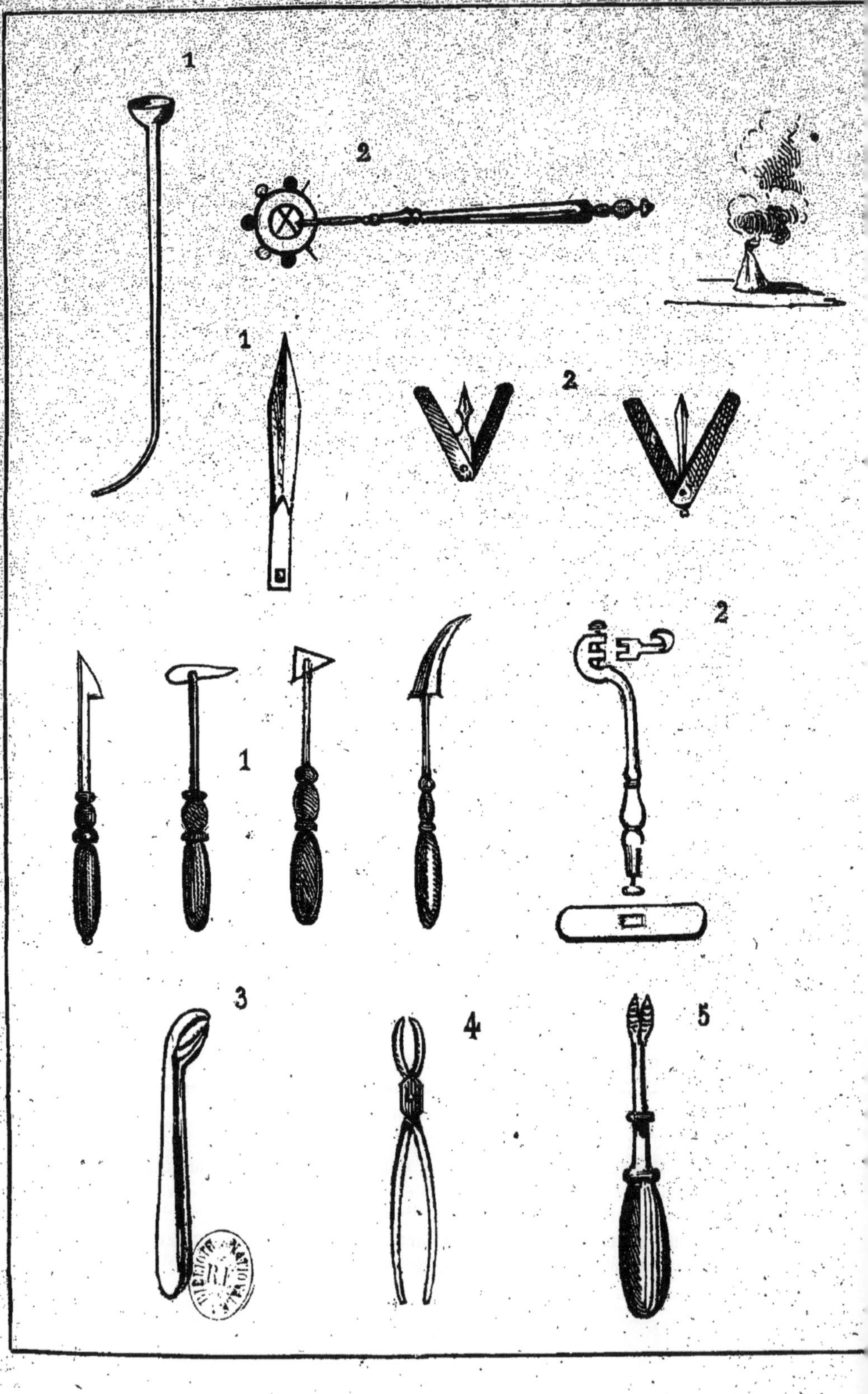

Le moxa peut être brulé partout où la peau est appuyée sur du tissu cellulaire épais ; aussi on évite de l'appliquer sur des os, des tendons, de gros troncs nerveux ou vasculaires. Pour appliquer le moxa, on le saisit avec des pinces à pansement vers son milieu, on mouille légèrement l'extrémité qui doit être en contact avec la peau, et on met le feu à l'autre extrémité ; on le place alors sur la partie et l'on facilite sa combustion en soufflant dessus, avec ou sans l'intermédiaire d'un chalumeau (fig. 1re) ; lorsque le feu du moxa atteint la peau, cette dernière se plisse et l'épiderme éclate souvent avec bruit à la fin de l'opération, de laquelle résulte une escharre dure et jaunatre. On recouvre cette escharre d'un carré de sparadrap de diachylon gommé.

Comme les pinces à pansement fixent mal le moxa, le baron Larrey a inventé pour les remplacer, un instrument auquel il a donné le nom de porte-moxa (fig. 2.) : c'est une couronne métallique ajoutée à un manche et supportée par trois boules d'ivoire ou de corne ; cette couronne est percée latéralement de quatre trous dans lesquels on engage deux épingles qui se croisent au centre de la couronne. Pour se servir de cet instrument, on engage le moxa dans la couronne ; on enfonce les épingles qui servent à le maintenir, et l'on appuie les boules d'ivoire sur la peau en pressant sur le manche. Un moyen fort simple, fort ingénieux et fort convenable de fixer le moxa, consiste à percer d'un trou du diamètre du moxa une compresse mouillée, et à coudre l'une des circonférences du cylindre (celle qui doit toucher la peau), au rebord du trou.

On peut se servir pour faire le moxa d'autres substances que le coton; ainsi on peut employer le duvet des feuilles d'armoise comme le conseille M. Sarlandière : on fait de ce duvet un petit cône dont la base appuie sur la peau ; la combustion de cette sorte de moxa a lieu sans fumée et n'a pas besoin d'être entretenue. Percy employait la moelle du tournesol à laquelle il donnait le nom de moxa de velours. On fait encore usage de cylindres de papier saturé d'acétate de plomb. L'amadou, le camphre, le phosphore peuvent aussi être utilisés pour établir des moxas.

VINGT-TROISIÈME LEÇON.

Du séton.

L'opération du séton a pour but de traverser de part en part les tégumens, au moyen d'une mèche qu'on laisse à demeure, dans le but de provoquer et d'entretenir la suppuration du tissu cellulaire.

On peut appliquer le séton sur tous les points de la peau, aux tempes, à la nuque, au cou, à la poitrine, à l'abdomen, autour des articulations.

On prépare pour cette petite opération un bistouri droit, uu stilet aiguillé enfilé d'une bandelette de linge effilée, dite bandelette à séton (voir 1re partie), ou d'une mèche de coton filé, longue d'un mètre et graissée de cérat dans une étendue d'un décimètre environ; deux plumasseaux de charpie, deux compresses (une petite et une plus grande), enfin le bandage approprié à la région où l'on opère.

Les préparatifs faits et la partie rasée convenablement, on procède à l'opération de la manière suivante : le chirurgien fait à la peau un pli plus ou moins grand suivant la longueur à donner au séton, et confie à une aide une des extrémités de ce pli, tandis qu'il tient l'autre entre le pouce et l'index de la main gauche; saisissant alors de la main droite le bistouri tenu en deuxième position, il le plonge à plat à la base du pli, et agrandit l'incision de bas en haut en retirant l'instrument; le stilet est engagé dans la double solution de continuité qui vient d'être pratiqué, et l'opérateur tirant sur son extrémité mousse conduit la mèche dans la plaie; le pli cutané est abandonné; il ne reste plus qu'à couper le séton du côté du stilet, à 2 centimètres de l'ouverture des tégumens et à renverser cette extrémité en haut et en dedans; on renverse de même la longue portion de la mèche, après l'avoir pliée en plusieurs doubles et enfermée dans la petite compresse; on place les plumasseaux sur les plaies et on les soutient par la grande compresse et par le bandage.

Au lieu du bistouri, on peut se servir pour percer le séton, de l'aiguille de Boyer (fig. 1re.) qui ressemble à la partie élargie de la spatule des trousses, et dont les bords ainsi que la pointe sont tranchants, tandis que l'extrémité mousse est percée d'une ouverture pour recevoir la mèche à séton.

La levée du premier appareil du séton se fait le quatrième ou le cinquième jour, lorsque la suppuration est établie; puis on continue à le panser chaque jour. A chaque pansement on fait glisser une nouvelle partie de mèche que l'on enduit de cérat, dans le trajet du séton, et l'on coupe avec des ciseaux la portion qui y a séjourné 24 heures et qui est souillée de pus. Lorsque la bandelette ou la mèche du séton est presque épuisée, on fixe à son extrémité une mèche nouvelle, au moyen d'une boutonnière ou d'un nœud, ou bien encore en ébarbant le séton épuisé et le séton nouveau, et en les attachant solidement avec un fil.

Le séton peut s'enflammer outre mesure et provoquer des douleurs vives : on y remédie par des applications émollientes, et si ces moyens ne suffisent pas, on enlève la mèche, sauf à la replacer lorsque l'inflammation est tombée; si de nouveaux phénomènes inflammatoires se manifestent après la réapplication du séton, il faut de nouveau retirer le corps étranger, et convertir les plaies en cautères. Lorsque l'inflammation suppurative est insuffisante, on lui donne une nouvelle activité, en enduisant la mèche d'onguent digestif ou de pommade épispastique. Dans les sétons anciens, on observe souvent un bourgeonnement exagéré des orifices, qui nécessite l'excision des bourgeons exubérants au moyen de ciseaux courbés sur le plat; on remarque aussi quelquefois le rétrécissement de ces orifices et leur étranglement; on remédie à ce dernier accident en retirant la mèche et en faisaint guérir le séton, ou bien en agrandissant les plaies avec l'aiguille tranchante que M. Sédillot a inventée.

Lorsque l'on veut obtenir la guérison du séton, on enlève le corps étranger et l'on panse à plat, en exerçant toutefois une légère compression sur le milieu du trajet du séton pour empêcher le pus d'y séjourner.

De la vaccination.

C'est une petite opération qui consiste à inoculer le virus *vaccin*: pour cela on prend directement le virus sur la tétine des vaches atteintes de cow-pox, ou on le retire de pustules développées déjà par inoculation sur l'homme; on choisit habituellement le quatrième jour du développement de la pustule afin d'en extraire le fluide par de petites scarifications: si le virus ne doit pas être employé immédiatement, on le conserve entre deux lames de verre que l'on lute sur les bords avec de la cire, ou bien dans des plumes, ou mieux encore dans des tubes capillaires que l'on ferme aux deux extrémités au moyen de la lampe d'émailleur; pour employer le vaccin ainsi conservé, on le délaie avec un peu d'eau ou de salive.

Quoiqu'on puisse vacciner sur tous les points des tégumens, on choisit ordinairement la face externe et supérieure des bras. Le manuel opératoire s'exécute de la manière suivante: on tend la peau avec la main gauche pendant que la main droite armée d'une lancette ou d'une aiguille à vacciner (fig. 2.), dont la pointe est chargée d'une goutte de vaccin, introduit cette pointe sous l'épiderme par une légère ponction; l'instrument est ensuite retiré, et essuyé sur la petite piqure qu'on a faite. On pratique à chaque bras trois ou quatre piqûres, éloignées de deux à trois centimètres les unes des autres.

De l'acupuncture.

Cette opération consiste à enfoncer dans les organes à des profondeurs variables, des aiguilles très déliées qui écartent les tissus plutôt qu'elle ne les divisent, et provoquent peu de douleur. Les aiguilles dont on se sert, ont un décimètre à un décimètre et demi de longueur, et sont trempées ou flexibles, suivant qu'elles doivent pénétrer dans la peau et le tissu cellulaire, ou dans les muscles; leur tête est renflée, taillée à facette, ou arrondie, ou encore recourbée en crochet.

On peut introduire ces aiguilles de trois manières différentes.

1° Par simple pression continue avec la main.

2° Par une pression combinée avec uu mouvement de rotation.

3° Par percussion, en frappant de petits coups sur la tête de l'aiguille avec un maillet.

On se sert quelquefois des aiguilles à acupuncture pour transmettre l'électricité dans la profondeur des organes; l'opération prend alors le nom d'*Electro-puncture*.

VINGT-QUATRIÈME LEÇON.

Du nettoyage des dents.

Les dents s'incrustent fréquemment à leur base d'une espèce d'enduit calcaire appelé *tartre*, qu'il est impossible de faire disparaître sans avoir recourt à des instruments spéciaux. Ces instruments sont des rugines, des grattoirs en acier de diverses formes, qu'on pourrait à la rigueur remplacer par la spatule de la trousse (fig. 1re). Pour nettoyer les dents on prépare ces instrumens, de l'eau tiède dans un verre, une cuvette et une serviette.

Manuel opératoire. — On fait asseoir le sujet sur un siège commode, la tête appuyée en arrière, et on lui prescrit d'entrouvrir la bouche; alors le chirurgien abaissant la lèvre inférieure avec le pouce de la main gauche et appuyant la pulpe de l'index de la même main sur le tranchant d'une des incisives d'en bas, porte la pointe du grattoir dont est armée la main droite, audessous du tartre de la dent soutenue, et s'efforce de diviser en fragments ce corps étranger, en agissant de bas en haut pour ne pas blesser la gencive; il procède de la même façon pour chaque dent. Lorsque toutes les dents sont nettoyées en dehors, il opère sur leur face interne au moyen du grattoir recourbé; enfin il termine eu engageant l'instrument entre chaque dent, afin qu'il ne reste pas la moindre trace de corps étranger.

Lorsque les dents de la machoire inférieure sont nettoyées, on procède au nettoyage des dents de la machoire supérieure en usant des mêmes procédés.

Si l'on ne parvient pas par le grattage à faire disparaître les taches profondes que présentent certaines dents, on passe sur ces taches un peu d'acide affaibli, au moyen d'une vergette de bois, ou bien l'on se sert d'un petit crayon de pierre ponce taillé en pointe et mouillé.

De l'extraction des dents.

De nombreux instruments servent à l'extraction des dents ; nous allons passer en revue les plus importants, et indiquer la manière d'en faire usage.

De la clef de Garangeot.

Ce précieux instrument (fig. 2) est constitué par une tige d'acier fixée solidement par une de ses extrémités à un manche transversal, et terminé à l'autre par un prolongement applati qu'on appelle panneton, et qui est creusé du côté le plus rapproché de l'axe de la tige, d'une ou de deux échancrures destinées à recevoir un crochet. La tige est coudée légèrement avant de s'unir au panneton, afin que le chirurgien ne soit pas gêné par les dents antérieures quand il opère sur les molaires. Le crochet dont la courbe et la longueur varient suivant le volume de la dent à extraire, s'adapte au panneton et y est fixé, au moyen d'une clavette qui s'arrête par un pas de vis.

Procédé opératoire. — Le sujet est assis, la tête maintenue par un aide ; l'opérateur, après avoir entouré le panneton et le crochet d'un ruban de toile ou d'un coin de mouchoir, fait ouvrir la bouche et introduit la clef, qu'il tient à pleine main par son manche, jusque sur la dent malade ; au moyen de l'index de la main libre, il place le crochet de manière à saisir la dent, le plus près possible de la gencive, et écarte la joue ou la langue. La dent étant bien saisie, il communique à l'instrument un mouvement de torsion, dont le but serait de renverser la dent du côté du panneton ; il ne reste plus pour faire sortir la dent de l'alvéole, qu'à changer le mouvement de torsion en mouvement d'élévation ou d'abaissement suivant la mâchoire sur laquelle on opère ; si ce dernier mouvement manque son effet, on achève l'extraction de la dent luxée, au moyen d'une pince ou du davier. Si l'on craint qu'une portion de gencive ne suive la dent enlevée, ou si la dent n'offre en raison de son état de carie avancée, que peu de prise, il est bon de déchausser la dent avant de placer la clef.

On met habituellement le panneton de la clef en dehors pour toutes les dents, cependant cette règle générale trouve son exception lorsque 1° l'axe de la dent présente une inclinaison oblique de dedans en dehors; 2° le crochet n'a pas prise en dedans; 3° il y a enflammation de la gencive ou abcès ; 4° on rencontre un obstacle dans l'apophyse coronoïde, comme pour les dernières molaires.

Du davier et de la pince droite.

Le premier de ces deux instruments est composé de deux branches articulées (fig. 3.), dont l'une plus longue d'un centimètre environ se recourbe pour joindre l'autre, comme la pièce supérieure d'un bec de perroquet. La pince droite (fig. 4.) est formée de deux branches articulées dont les mors sont écartés latéralement. On emploie ces instruments pour l'extraction des incisives ou des canines qui offrent une certaine résistance, mais qui tiennent médiocrement à l'alvéole.

Le patient étant assis commodément, la tête bien maintenue, on écarte la lèvre avec le doigt et saisissant la dent à enlever entre les mors de la pince ou du davier, tout contre la gencive, on exécute des mouvements légers de torsion, combinés avec des mouvements directs suivant l'axe de la dent. Il faut dans cette manœuvre éviter de presser trop fortement sur les branches de l'instrument, de peur de briser la dent à l'endroit où elle est saisie.

Le davier et la pince recourbés s'emploient de la même manière et servent plus spécialement aux dents molaires, soit pour l'extraction pure et simple, soit pour l'achèvement de l'opération commencée par la clef de garengeot.

De l'élévatoir ou langue de carpe.

C'est un petit instrument composé d'un manche transversal, duquel s'élève une tige d'acier se terminant par une petite pyramide quadrilatère tronquée à son sommet, et inclinée à 45° sur l'axe de la tige.

On l'emploie en introduisant le sommet de la pyramide entre la dent à extraire et la molaire voisine sur laquelle on prend point d'appui, et en soulevant la dent par un mouvement de bascule; afin que la langue ne soit pas blessée dans un mouvement trop brusque, on la protège au moyen de l'index garni de linge.

Du pied de biche.

Comme l'indique son nom, ce petit instrument à la forme d'un pied de biche qui serait adapté à un manche taillé à facette (fig. 5). On fait agir cet instrument en le saisissant à pleine main, en plaçant son extrémité fourchue sur le côté externe du collet de la dent, et en poussant avec force la dent hors de son alvéole. Il est prudent de protéger la langue, comme lorsqu'on se sert de l'élévatoir.

FIN.

TABLE DES MATIÈRES.

FIN DE LA TABLE.

Lille Imp. de Lefebvre-Ducrocq.

www.ingramcontent.com/pod-product-compliance
Ingram Content Group UK Ltd.
Pitfield, Milton Keynes, MK11 3LW, UK
UKHW031852260826
14628UKWH00002B/721

9 782019 640170